「治るうつ病」と「治らないうつ病」

富澤　治

M.C.MUSE ARCHIVE

「治るうつ病」と「治らないうつ病」目次

はじめに

はじめに

―「私は『うつ病』なんですか?」―

精神科のクリニックや病院で診療をしていると、最近よく患者さんから言われることがある。

「先生、私はうつ病ですか?」。

あるいは、「私は今『うつ』なんですか?」「わたしの『うつ病』は今良くなっていますか?」。

そう言われた時、私は心の中でこうつぶやく。あるいは、面と向かって言える患者さんには、実際にこう言う。

「それは私が聞きたい」。

—落ち込むこと、悲しくなることは人間の自然な感情—

人は大切なものを失うと悲しくなる。自分が愛していた人、やりがいを感じていた役割や仕事、他には代え難い思い出の品、共に暮らしてきたペット。自分にとって「生きる意味」を与えてくれていた何かを失った時、私たちは悲嘆にくれる。

自分にとって全くやる意味の感じられないことをやらなくてはいけない時、人は「やる気を失う」。

世界中を旅して珍しい植物を集める、という自分にとって興味のあるテーマを職業にしていた人に、ある日から一日中役所の窓口に座って人の相談に乗れ、と言えばその人は意欲をもてない。窓口相談が悪いというのではない。逆も同じだ。一日中いつも同じ部署にいて、相談に来る人に自分の培った経験から適切なアドバイスをする、という仕事に生きがいを感じていた人に、明日から世界中探して、まだ誰も見たことのない植物を探してこい、と言ったらその人は困惑し、やる気をなくす。

このような時、落ち込むこと、やる気をもてないことは人間にとって「意味のあること」であり、必ずしも病的な反応ではない。逆にこのような状況でやる気を失ったり、落ち込んだりしない、ということになればその方が不自然だろう。

当たり前のことだが、人間はいつか必ず死ぬ。しかし、そのことを真に意識している人は少ない。もし人間が無限に生きることが出来たら、無条件にその人は幸せになるだろうか？　もちろん、そうではないだろう。人間にとって大事なことは、ただ生きることではなく、「生きる意味」を感じながら生きることなのだ。

ただ楽で、肉体的、精神的負担が何もなく、社会的、経済的に恵まれていれば、生きる意味を感じられるだろうか？　これも、もちろんそうではない。お金持ちや有名人であっても、「うつ状態」になることはある。逆に、このような客観的には恵まれた条件が生きる意味を解りにくくすることも珍しくない。

生きることは時には甘美であり、時には過酷である。人が落ち込んだり、悲しんだり、反対に喜んだり、自信満々になったりするのはこのような様々な人生の局面において自然な反応であり得る。

―「うつ」の持つ「二つの意味」―

精神医学の分野において、「うつ」という用語を用いる時、どのような文脈で使うかによって意味合いが異なってくる。

現在の常識的な精神医学的見地から「うつ」という言葉を定義すると、以下の二つに分けられると思う。一つは「症状としてのうつ」（抑うつ症状、抑うつ状態）であり、もう一つは「うつ病」という「病気、疾患単位」としての意味である。

一つめの「症状としてのうつ」とは「気分のあり方」であって、それは「元気な時の自分と比べて、気分が（ある程度ずっと）落ち込んでいる」ということを指す。

落ち込んでいる状態としてほぼ必須な要素として二つあり、一つは「意欲が出ない」ということであり、もう一つは「気分が沈んで楽しくない、悲しい」ということである。「うつ状態」の評価が簡単でない理由の一つがここにある。まず、「元気なときの自分の精神状態」の定義がそれほど簡単ではない。普通、身体でも精神でも「元気なとき」にはそのことをそれほど意識しないからである。哲学者の三木清[1]は「現代人は病気の快復によってしか健康を感じることができない」と数十年も前に指摘しているが、ある意味それは自然なことであろう。それに対して、うつとは落ち込んでいる状態であり、そこには意識的な「苦悩」がなくてはならない。（自覚的な苦悩が全くなければ、うつ状態とは言えない）

―「症状としてのうつ」は「もともとのパターン」からの降下である―

もともと（元気な時）の性格から、常に活動的でみんなで外に遊びに行ったり、知らない人と出会って新しい人間関係を作ったり、変化を好んだりすることが「性に合っている」人がいる。一方で、自分一人で家にいて好きなことをすることや、自分に慣れ親しんだ少ない人間関係を保つことに親和性を感じる人もいる。どちらも「病気」ではない。その人はそれが自分に合っているからそういう行動パターンになったのであり、自分に合っていない行動パターンを無理にとれば疲れてしまう。

―「症状としてのうつ」はその本人にしか解らない―

症状としてのうつとはこのような意味で、基本的にはあくまでもその本人が「自覚的に感じる内的な心理体験」である。であるから周りの人が「うつだ」とか「うつじゃない」とか断定することは（もちろん医者でも）できない。

逆に、その当人が上記のような心理体験をすれば、それは「うつ状態」だ、ということになる。

現在の精神医学的定義によれば基本的には一日中、どんな時でもやる気が出ず、「元気なとき」には普通にできたことがおっくうですごく面倒くさい、無理にやろうすると集中できない、頭が回転しない、決断できないという状態になった時、それはうつ状態とされる。このような状態は、特に知的な作業をするときに感じやすいことである。あまり頭を使わない、集中しなくてもできるような単純な肉体労働では感じにくいし、感じたとしてもあまり心理的に追い込まれることはない。症状としてのうつは、「知的な労働」であるほど自覚しやすい。このような状態が二週間以上続く時、それはうつ状態という症状の定義を満たすことになる。

同様に元気な時と比べて、悲観的に考えてしまう、気分がふさぐ、元気な時にはそれほどこたえないことでも泣いてしまう、ひどくなると死にたくなる。このような状態が二週間以上続く時、それは「うつ状態である」といわれる。

―症状には原因がある―

このようなことは、たとえば「熱がある」「頭が痛い」「咳が出る」といった身体的な症状と基本的には同じである。「その人の平熱が三六.五度である時、三七.五度以上の体温が六時間以上続いた時、それを発熱と定義する」とした場合、「何故体温が上がったのか」その理由は関係ない。ウイルスによる感染症で発熱した場合も、悪性腫瘍によって発熱した場合も、「三七.五度」という発熱、という現象自体は同じである。症状とはそういうことだ。「うつ」という言葉の意味の一つである「症状としてのうつ」とは、このような意味で使われた場合である。

ウイルス感染症の熱と悪性腫瘍の熱は同じ熱ではあるが、病気の本質、そしてその本質的な問題の解決であるはずの治療は全く違うものである。しかし、症状としては「同じ」なのである。だとすれば、その問題の解決、という点からみると、「三七．五度の発熱がありました」というだけではほとんど（全くとまでは言わないが）意味がない。

―「治療」とは、普通は「原因の解決」であるはず―

熱が何度あるかを計ることは意味があるが、熱を計っているだけでは、熱が出ている原因はわからない。であるから、「症状としてのうつ状態」という意味で「うつ」という言葉を使った時には、単にそういう状態にある、ということにすぎないことを理解する必要がある。

現在、ここに大きなある種の「誤解」が生じているのではないだろうか。「うつ」と言った瞬間に、それが上記のような意味で「単なる症状である」とはとらえないで、原因論を含んだ「疾患」（つまり、それは「うつ病」ということであるが）を指しているように受けとめる人が多い。

他のほとんどの病気がそうであるように、症状があれば、普通はその症状が起きている根本的な原因を確定し（確定診断）、その原因を解決する治療をして、その原因がなくなれば病気が治った（治癒）、と考えるのが正しい。そのような意味で「うつ状態」という症状を認めた時、その症状をもたらしている原因を確定し、その解決を図るのが本来あるべき治療ということになる。

―「症状」をもたらしている原因が「病気」―

「症状をもたらしている本質的な原因」のことを、普通は「疾患、疾病、病気」という。「発熱」という症状をもたらしている原因が「感染症」であれば、感染症が病名であって、「発熱」は病名ではない。「うつ」という言葉のもう一つの使い方がこの原因論的な意味での病気である「うつ病」ということになる。

「うつ」というものが最近解りにくくなっている最大の理由が、この「うつ病」という疾患概念の変化によるものであると私は思っている。たぶん、他の多くの精神科医もそう思っているはずである。私が会う知り合いの精神科医だけでなく、世界中の多くの論文で同じようなことが言われている。

—「うつ病」は「症状としてのうつ」をもたらす原因（病気）の「一つ」—

「うつ病」というのは、本来は上記のような意味で「うつ状態」という症状をもたらす原因の一つとなる疾患単位であった。同じ病気であるから、原則的には治療法も同じ、ということになるのであるが、その単一の概念である「うつ病」の定義が変わってしまった。その結果、「うつ病」は医学的な常識では考えられないほど爆発的に増え、かつ「治りにくくなった」のである。

—「うつ病」は変わった—

私が医師になり精神科の医局に入局したのは一九八七年（昭和六十二年）である。

当時、私は先輩達から以下のように教えられていた。

「うつ病は悪くなることはあっても、その都度に病気が重くなっていったりはせず、予後の悪くない病気であり、きちんとした治療をすれば『必ず治る』ので、患者さんにも始めからそうはっきり伝えた方が良い」

「うつ病になる人はだいたい二〇〇人に一人、精神分裂病（当時の呼称）は一〇〇人に一人ぐらいである」

「うつ病にかかって、調子が悪い期間は短くて三ヵ月、長いと半年から一年、まれに二年くらいの間は調子が悪いことがある。治療をしなくてもだいたい二年くらいの間には完全に元の元気な状態に戻る。五年も十年もずっと調子が悪い、ということになると、それは『うつ病』としてはおかしいので、他の原因を考えるべきである」

私たちはそう教えられていたし、患者さんや家族にもそのように説明したし、実際治療してみて「確かにその通りだ」と思っていた。

―二十年前の「うつ病」―

ここに「現代臨床精神医学」第二版（大熊輝雄著、金原出版、東京）という精神医学の教科書がある。この第二版は昭和五十八年十月三十一日に第一版を改訂して発行され、その第三刷が昭和六十年八月二十日に発行されている。

私が精神科の医局に入局した頃、この本は精神医学の標準的な教科書の一冊であった。この本の三三一ページ、「躁うつ病」の項目にはこういう記載がある。

「A概念

躁うつ病は感情病ともよばれ、感情と欲動の障害を主徴とする原因不明の精神病であり、（中略）一般に各病相期のあいだの寛解期にはほぼ正常な状態に回復するのが特徴で、（中略）うつ病相だけを持つものをうつ型（中略）と呼ぶ」

同じく三三二ページ。

「躁うつ病の一般人口における出現頻度は精神分裂病（当時の呼称：筆者注）に比べると低く、（中略）およそ〇．五％前後といえる」

―二十年前に教えられたこと―

つまり、私が精神科医になった当時の精神医学的な常識でいう「うつ病」とは、

①調子が悪い時期に入るとうつ状態が続く。それはほとんどの場合ある時点から始まるが、その最初の頃は症状の程度は軽度である。しかし、時間を追うごとにうつ状態の症状が次第に重くなっていき、最悪の状態になった後その後は自然に、徐々に症状が軽くなっていく。この周期は悪くなり始めてから、軽くなっていって完全にうつ状態がなくなるまでの期間が、最も短い場合でも約三ヵ月程度、最も長い場合でも二年程度である。

②うつ状態に入る時期より以前の精神状態や、うつ状態を完全に脱してしまった後の精神状態は「全く」正常なものであり、このうつ状態の期間（病相期という）を何度繰り返しても、後遺症のような障害を基本的には残さない。

③うつ病はこのように自然に病相期と全く正常な期間（寛解期）を繰り返すが、病相期になった時に治療をしなくても、いつかは必ず寛解期に至る。つまり、治療をしなくてもいつかは良くなる。ただし、休養や抗うつ薬の投与など適切な治療をすれば病相期の期間を短くしたり、症状の程度を軽くしたりすることができる。と考えられていた。（図1）

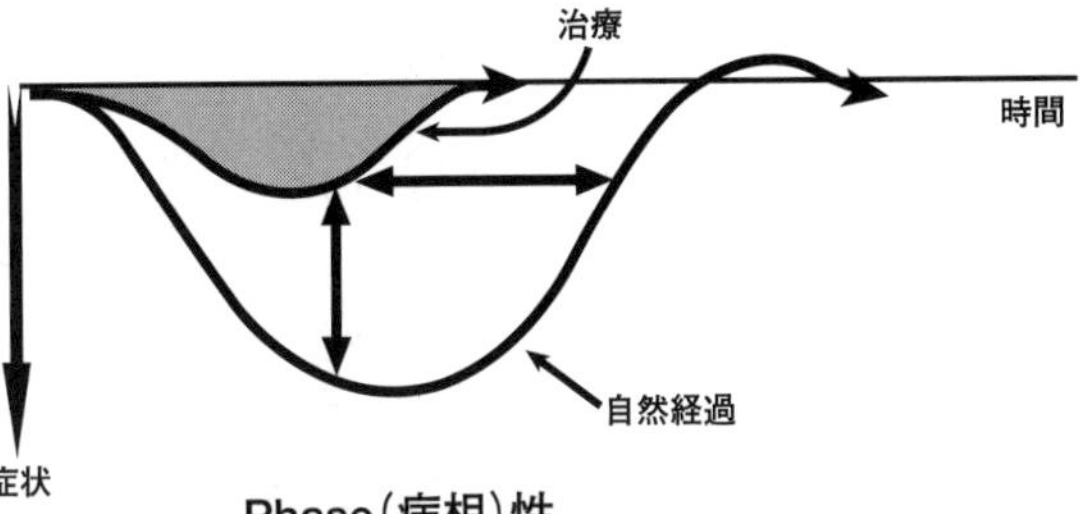

Phase（病相）性

図 1.

言い方を変えれば、「うつ病とは必ず治る病気（他の身体疾患で死亡したり、あるいは自殺などがなく「生きていれば」）であり、状態が悪い時期にも『必ずいつかは良くなるから、今はそう思えなくても、無理をしたり、自殺したりしないで、休んで治療することが一番大事だ』と保証することが最善の治療である」と考えられていた。それは治療する側に「死なないで時間が経つのを待つことができれば、最長でも二年（それでもずいぶん長いとは思うが）経つ間には良くなる」という確信があったからそういう態度をとれたとも言えるのである。実際、当時「うつ病」と診断された患者さんに対する精神科医の見通しは（自殺に対する予防的措置にはかなり配慮しなくてはいけなかったが）今のそれよりもずっと楽観的であった。

当時「うつ病」と診断された患者さんが上記のように休養し、抗うつ薬を飲み、「いつかは必ず良くなるから」と保証され、なおかつ、五年も十年も「うつ状態」が良くならない、ということは、まれであったように思う。全くなかったわけではないが、ほとんど精神科医の間で話題になることはなかった。まれにそういう人がいると、それは「そもそも診断が間違っていた」ということにされた。

—今のうつ病—

しかし、わずか二十年経った今、「うつ病」の治療、経過、予後、精神科医の患者さんに対する態度は一変している。

今、ここにはまた「現代臨床精神医学」の第十版がある。これは前述の教科書と同じ筆者、同じ出版社のもので、二〇〇五年三月十一日に改訂第十版第一刷が発行されている。

第二版から第十版の出版時期は約二十年離れている。第十版の同じ部分の記載はどうなっているだろうか。

「A概説

気分障害は気分（感情）と欲動の障害を主徴とする原因不明の精神病であり（以下ほぼ同じ）」

二版では、「躁うつ病」となっていた呼称が「気分障害」となっている。呼び名が変わった理由についてこの前の部分で解説がされているが、このことに関しては後に詳しく述べる。

十版の同じ箇所三六六〜三六七ページ

「一九六〇年代頃までのわが国での調査によると、気分障害（躁うつ病）の一般人口における出現頻度（有病率）は統合失調症（当時から呼称が変わった：筆者注）に比べると低く、（中略）およそ〇．五％前後であった。（中略）しかし、これらの疫学調査では現在のような明確な診断基準が用いられておらず、双極性障害（ここでは「躁うつ病」とほぼ同じ意味とお考えいただきたい：筆者注）の重症例が事例になりやすかった可能性があり、有病率は最近うつ病について報告されているものよりはるかに低値であった。（中略）

一九八〇年代のうつ病生涯有病率の報告は五％前後（〇・五％ではないことに注目：筆者注）のものが多かったが、一九九〇年以後の報告では一〇％台のものが多くなっている」

―うつ病は二十年間で十倍に増えた―

この十版の記載を二版のものとよく比べてみていただきたい。前述のように、「躁うつ病」という呼び名がほぼ同じ文脈で「気分障害」となっており、その理由がこの文章の前に記載されている。後の部分に関しては、出現頻度という用語の後に「（有病率）」という言葉が入り、二版で述べられた出現頻度―〇・五％―は「一九六〇年頃までは」と限定されている。その数値が低い理由として、「当時は診断基準が（今と違って）明確でなかった」という可能性が述べられている。

そして、六十年代から八十年代の間に出現頻度（有病率）は五％と十倍に増えているのである。この教科書のこの部分だけをみるとあたかも「昔（一九六〇年代）は診断がいい加減だったので有病率が少なかった」かのような印象を与えるが、本当にそうだろうか？

―「他の病気」は増えていない―

二版で述べられている「躁うつ病の一般人口における出現頻度は精神分裂病（当時の呼称：筆者注）に比べると低く、（中略）およそ〇．五％前後といえる」というのは一九六〇年代だけに言われていたことではない。

私が「精神分裂病は一〇〇人に一人（約〇．八％）、うつ病はその半分」と教わったのは、一九六〇年代以前一〇〇年近く言われていた数値である。それは地域や時代が変わっても、つまり一九八〇年代の日本でも、一九〇〇年代のヨーロッパでもほぼ同じ数値だとされてきた。現に統合失調症（当時は精神分裂病）はその出現頻度（有病率）をあまり変えていない。統合失調症の有病率に関して、十版の同教科書では

三二二～三二三ページ

「世界保健機構WHOでは一九七八～七九年にかけて、先進国と発展途上国を含む十カ国（十二地域研究センター）において（中略）一定の基準に従って選択された統合失調症の患者について一定の標準化された評価尺度を用いて観察し、発生率や転帰の研究を行った。その結果によると、統合失調症の「年間発症率」は日本（長崎）を含む先進国の間で

はほぼ一致して人口一万人に対し二・〇（〇・〇二％）を中心とした値であり、発展途上国での値と大差はなかった。また発生率の資料に基づいて算出した「罹患危険率」は（中略）日本の値は男女あわせて〇・七四％であった。なお、これらの罹患危険率の値が、わが国で一九四〇年代に内村祐之らが行った調査における出現率（補正頻度）〇・六九に近似していることは、統合失調症の出現率が時代によってあまり変化しないことを示す点で興味深い」と述べている。

―うつ病だけが増えた―

つまり、これらのことを合わせて考えると、「うつ病（という診断）だけが爆発的に増えた」としか考えられない。この教科書は逆のように述べているが、「うつ病」と診断される人が増えたのは「現在のような明確な診断基準が用いられておらず、双極性障害（躁うつ病）の重症例が事例になりやすかった」からではない。

―何故「うつ病だけが」増え、治りにくくなったのか―

先に述べたようにこの教科書は、三版で「躁うつ病」と言っていたものを十版では「気分障害」「双極性障害」と言い換えている。これは世界の精神医学の趨勢、決まり事に従った結果なのであるが、このような流れの中で、躁うつ病は気分障害となった時に疾患概念を変え、一言で言えば「拡大された」のである。

しかも重要なことはこの際、この教科書が言うように「診断基準を明確にした結果」広がったのではなく、実際にやったことは、残念ながら、診断基準を曖昧にした、もっとはっきり言えば、「原因論的診断を捨ててしまった」のである。基本的にはこのことこそが、うつ病を「治りにくい病気」にしてしまった最大の要因である。

―「操作的診断」の導入と台頭―

症状が羅列してあり、それを一定の手続きで評価して、ある程度の項目を満たす時、診断を付ける、という方法論を「操作的診断」という。たとえば「かぜ」というのを「頭が痛くて、熱が出て、咳が出て」と、症状が（ある程度）そろえば、「それはかぜ（という病気）だ」というルールにすれば、そうなる。そうではなくて「〇〇ウイルスに感染した結果、熱と咳と頭痛が出た時のみ「かぜ」とする」というルールにすれば、症状がそろっても、〇〇ウイルスの感染を証明しないかぎり「かぜ」と診断してはいけない、ということになる。先に述べた症状と疾患の関係から考えると、本来このような後者の「原因論的診断」をする方が妥当である。前者のような操作的診断では原因による分類ができない。精神医学はそちらを選んだのである。精神医学は、何故原因論的診断を棄てたのだろうか？

―「原因論的診断」の放棄―

笠原[2)]は「（DSM－Ⅲの診断基準においては）『共通言語をつくるために』まず従来精神科医慣用の病因論的分類を大幅に捨ててしまった。つまり内因性とか心因性という、ともすれば恣意的になりやすい判定を傍らにおいた。（中略）心因性で、無意識が関与するという病因論を多少とも前提としていた『神経症』は、その項目はもとより、概念も消えた。（中略）診断手続きの一定化、定式化が求められるようになったのは（中略）いうまでもなく精神現象という無形の対象を多少とも客観化したいという精神科医一同の悲願の産物である」と述べている。

少し解りにくいかもしれないが、本来あるべき原因論的診断を捨てて操作的診断を選んだのはそれなりの理由があったからであるが、その理由ははっきり言って（それを選んだ当時から）「症状の原因となっている問題を確定し、それを解決する」という本来の治療のあり方とは逆の方向に進むものであった。

―原因論の放棄は、結局「客観性」の喪失にしかならなかった―

普通に考えれば当たり前のことなのであるが、たとえば「頭が痛い」という人がいた時に「頭痛の原因を調べて、それが脳腫瘍からくる頭痛であれば脳腫瘍の治療をする。他の病気がなく筋緊張性の頭痛である場合には、運動や保温によって局所の末梢循環をよくしたり、筋弛緩薬を投与する」というような原因に合わせた解決を図るのが「まっとうな」

治療なのである。それを「頭痛の原因はなんだかわからないけど、頭痛なんだから鎮痛薬を出しとけ」というような治療をしたら、その頭痛薬が効いている間は頭痛は良くなるかもしれないが、頭痛を起こしている原因はいつまで経っても解決されない。時には、頭痛薬を飲んでいる間に（頭痛薬を飲むということとは別のところで）原因が「自然に」解決されて、治る、ということはもちろんあり得る（患者の自然治癒力である）。しかし、場合によっては原因を治療によって解決しなければ、頭痛薬を飲み続けても頭痛はいつまでも続く。

精神医学が原因（病因）論的診断を放棄した理由は、原因の確定が（笠原は「恣意的」といっているが）簡単にできない、というよりも「因果関係という意味での原因を確定することが（自然科学的には）不可能」ということであったのだと思う。

—昔（二十年前よりも以前）は原因論を標榜していた—

笠原の論述中にあるように、古典的な意味でのうつ病の「原因」は、想定（推測）されていた。それが「内因」というものである。

内因の定義は難しいが、簡単に言うと「素質」とか「体質」に近いもの。心理的な要因（心因）や、身体の病気や事故など全く外側からやってくる身体的な原因（身体因）でなく、その人がもともとに持っている傾向というか、「その病気になりやすい素質」のようなものである。

糖尿病になりやすい体質とか、虫歯になりやすい体質と同じように「うつ病になりやすい体質」の人がいて、そういう人が精神負担や身体的な侵襲などの負荷を受けた時に、あるいはそのような負荷なしに突然、抑うつ症状を発症する。

「内因」は「今はまだ」発見、解明されていないが、いずれは（科学の進歩によって）脳の中の特異的変化とか、うつ病の原因として特定される「何か」として発見、確定されるだろうと、一〇〇年ぐらい前から考えられていた。

―しかし、「内因」は見つからない―

そのような考えは現在も遺伝子研究の分野などにも反映されている。しかし結果的には、現在までこのような意味での「内因」の本体は発見されていないし、私の個人的意見ではこれからも発見されないだろうと思っている。

それは「精神医学」の問題というよりは、人間存在の根底部分で有史以来自然科学が現在まで解明できなかったことを、精神医学の領域にしわ寄せした結果今のような状況になっているにすぎないと思うからである。

例えば、うつ状態や不安状態を呈する状態になっている時、脳の神経細胞間で情報を伝達する化学伝達物質のセロトニンが、神経細胞と神経細胞の間隙で少なくなっている、という説がある。このため情報を次の細胞に伝達し終えたセロトニンが前の細胞に帰ろうとする時、前の細胞への戻り口をブロックする選択的セロトニン再取り込み阻害薬（ＳＳＲＩ）を投与すると、セロトニンが前の細胞に戻れなくなり、結果的に細胞間隙にセロトニンが増え、そのまた結果としてうつ状態、不安状態が改善する、というセロトニンモデル（セロトニン仮説）というものがある（図２）。実際うつ状態や不安状態の人を集めてきて

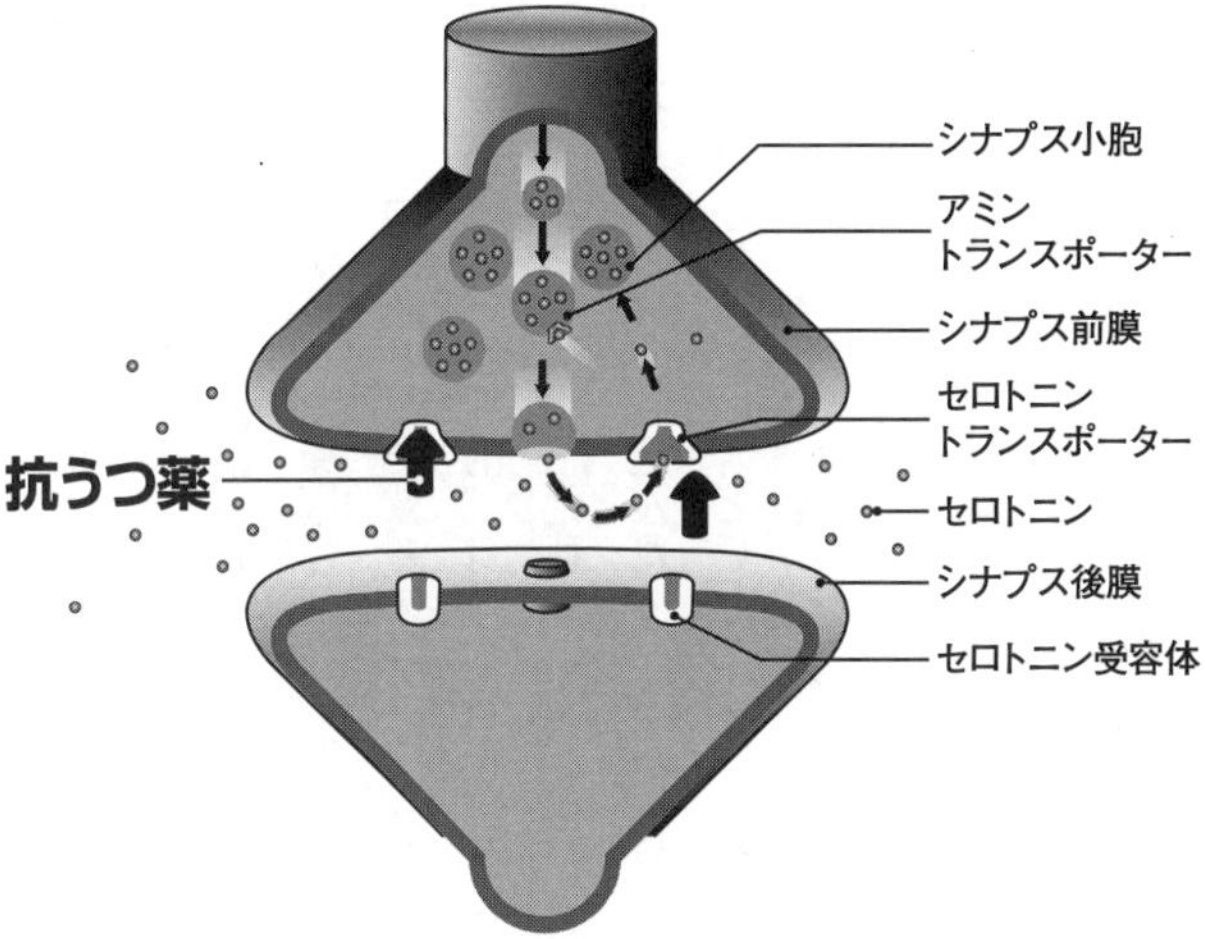

図2.

臨床試験をした結果、ＳＳＲＩはうつ状態を改善する効果があった。これがまた評価が難しいのだが、有効な確率はだいたい七〇％前後である。つまり、うつ状態の人を一〇〇人集めてＳＳＲＩを飲ませると、七〇人くらいの人はうつ状態が良くなるというわけである。

―人間の精神機能のすべてを物質論的には説明できない―

しかし、このような場合、まず問題なのはＳＳＲＩがうつ状態の改善にある程度有効であるにせよ、細胞間隙のセロトニンの量が減った結果うつ状態になったのか、うつ状態になった結果、セロトニンの量が減ったのか、という意味では因果関係は解らないということがある。また、もし仮に細胞間隙のセロトニンの量が減ったことが原因で、その結果うつ状態になったのだとすれば、セロトニンが減った原因は何なのだろうか。

また別の疑問として残るのは、「うつ状態」の心理的な意味についてである。古典的な「うつ病」の場合、心理的、身体的負担がない状況でも、ある時期からうつ状態が発症し、日を追うごとに症状が悪化していく、というケースはよくある。このような場合、落ち込む理由がないのに落ち込んだり、やらなければならないと頭では理解しているのに意欲が出ない、集中できない、といったような事態は、その人にとって「違和感」のある感情である。何も理由なく落ち込むということは「不自然な」状態であると言えるだろう。

しかし、自分の大切な人を失ってしまった、自分自身にとって価値が感じられない仕事を嫌でもやらなくてはいけない、あるいは大震災にあって家族や家、自分の社会的立場などすべてを失ってしまった、などという状況の中で、落ち込んだり、悲しんだり、何も考えられなくなったり、やる気を失ったりするのは、ある意味「自然」である。

このような時全く抑うつ的でない、となったらそちらの方が不自然だろう。ＳＳＲＩを始めとする「抗うつ薬」が劇的に効くのは、当然古典的なうつ病のうつ状態に対してなのであるが、当然落ち込むような状態の中で抑うつ的になっている人が、もしＳＳＲＩ（や他の向精神薬）で「元気になった」としたら、それは一概に「良いこと」と言えるだろうか？

—「発熱」も「症状としてのうつ」も「何かの意味」がある—

あるいは臨床場面で、私は次のように聞かれることがある。

「私は抗うつ薬を飲んでいるんですが、うつ状態が良くなりません。ということは、私は「うつ」ではない、ということなんでしょうか？」

抗うつ薬を飲んでもその薬剤がその人に合っていなくては効かない。あるいは「抑うつ」が薬で解決できない原因によっているのであれば当然効かない。

どんな状況でも、どんな人でもある薬を飲むと、元気になる、ということがもしあったとしたら、それは恐ろしいことであると私は思う。

「原因論的診断を放棄する」ということは、ある意味こういうことなのである。人間の感情、人間の精神機能、人間の「こころ」のありよう、といったものを、自然科学的にとらえる、という観点は必要である。しかし人間の実存、とか、人生の意味とか、生と死の意味といったようなものは、当然自然科学的な価値観だけで決められるものではないし、客観的に計れるものでもない。

―自然科学的発想の限界―

西洋医学は人間の身体を「臓器の各機能の集合」として、自然科学的な方法論から発想することで発展してきた面が大きい。何が「自然科学的」か、と言い出すとまたこれが大変だが、ポイントとしては、客観的であること、つまり哲学や文学などの人文科学と比べると「観察者の主観が入らない」「誰がやっても再現（検証）できるような事実」ということを重視してきた、という面は大切だろう。

例えば、自然科学的には「犬の心臓」と「人間の心臓」はほとんど同じであるといわれる。犬の心臓で成功した手術は、だいたい人間の手術でも成功するという。心臓は全身に酸素を抱えた赤血球を運ぶポンプとしての機能がある。食道や胃や腸などの消化管は外部から食物を摂取し、栄養として吸収できるように、呼吸器は外界から酸素を取り入れるために、というようにそれぞれの機能がある。

人間の精神活動は「脳」によって行われる。臓器別医学の発想では当然そういうことになる。しかし人間の精神活動と、臓器としての「脳」については、自然科学的な意味ではあまり解っていないのが現状である。

もし人間の精神活動が自然科学的な機構論ですべて説明がつき、ある人間の精神活動を別の人間が完全にコントロールできるようになったとすれば、つまり、例えば精神科医が人間の精神症状を薬ですべてコントロールできるとしたら…どんな状況でも精神科医の処方で悲しくなくなったり、誰でも好きになることができたり、死んでしまうことが全く恐ろしくなくなったり、人を殺すことに何の罪悪感も抱かなくなったりしたら…それは恐ろしいことに違いない。幸いなことに今のところ、そのような状況には全くなっていないし、今後もそうならないと私は思っているが、「(原因を問わず)すべてのうつ状態を治すことができる」ということはそういうことなのである。

―均一な疾患でなくなった「うつ病」―

現在の精神科医が強調して教えられる点は「うつ病は楽観できない病態である」ということである。良くなることはもちろんあるが、患者さんや家族に楽観的な説明をしてはならない。良くなっても、また時間が経つうちに悪くなる（病相期）可能性を強調しておく必要がある、初めての病相期よりも、二回目、三回目と病相期を繰り返す都度に治りにくくなる、と教えられる。

―「はじめに」の結論―

なぜ「うつ病」はいつか必ず治る病気から、治りにくい、「慢性的」になりやすい（それは「病相」というよりは持続する、固定したパターンになることを意味する）病気とされるようになったのだろうか？

なぜ「うつ病」はわずか（病気にかかる割合の変化という意味ではあまりにも短いスパンである）二十年ほどの間に十倍近くに増えたのか？

これらの問いに今この時点で答えるなら、それは「本来的なうつ病でないものを『うつ病』と診断するようになったから」という他はない。

そして現代的な意味での「うつ病」が治りにくいとすれば、それぞれの病態にあわせた、問題の解決を指向するような治療をしていないからである。本書で私が言いたいことは、五十年後、一〇〇年後にうつ病を撲滅することではなく、今、「治りにくくなった」といわれている「うつ病と一括りにされている人たち」のそれぞれの問題に、今できる方法で対処し、解決を図るにはどうしたらいいかということである。

つまり本書でこれから述べようとすることは、

①症状としてのうつ（状態）があるか、どうかをまず明確にすること

②症状としてのうつ（状態）があった場合、その症状をもたらしている根本的な原因は何であるかを確定すること（これがある意味非常に難しいことである）

③ 根本的な原因の解決となるような治療をすること
について、である。

この本の内容をどれだけ詳しく理解しても、症状としてのうつが治るというものではない。しかし、一方で本書の内容をよく理解すれば（先にも述べたように）、症状としてのうつは、必ずしも「治療をしないかぎり治らない」ものではないことが解るだろう。結局、それは「その症状をもたらしている原因が何か」によるのである。

第一章 「うつ状態」ではないかと思ったら

第一章「うつ状態」ではないかと思ったら

―症状論としての「うつ」―

まずここで大事なことは以下の二点である。

①うつとは「自分で感じる内的な心理体験によって成り立っている」―したがって他の人には基本的には解らない―

②うつと言い得る必須の症状は二つ。一つは「意欲の低下」、もう一つは「気分の落ち込み」である。この両方が全くなければそれは「うつ」とは言えない。

うつという状態は「元気な精神状態」からの落ち込みであるから、まずこの「元気な状態」がどういう状態なのか、が解っていなくてはならない。しかし元気な状態の自分が、どういう状態なのかよく解っていない人は多い。元気な時はあまり「自分が元気かどうか」などとは考えないからである。

もともと誰かと外に遊びに行ってワイワイやるのが好きな人もいるし、自分一人で家で好きなことをやっていることが好きな人もいる。どちらも病気ではない。

―主要な二つの症状―

元気な時の自分と比べて、意欲（やる気）が出ない、元気なころはすいすい出来たことがすごく面倒くさい、仕事とか勉強とかは嫌でもやらなくてはいけないから、無理にやろうとすると集中できない、考えが進まない、頭が回転しない、考えることが出来ない、決断できない。このような場合「意欲の低下」といえる。

元気な時にはそんなに気にしなかった小さなことが気になる、悪い方悪い方へ考える、楽観できない、元気な時にはそんなにこたえなかったことが辛くて泣いてしまう、特に何も悪く考えるようなことがないはずなのに気がつくと泣いてしまっている、すごく気分が沈む、元気な時にやって楽しかったことがやっても楽しくない、生きていてもしょうがないと思う、死にたくなる。実際に死ぬ方法をいろいろ考える。このような時「気分が落ち込んでいる」といえる。

―随伴してよく起こる症状―

―睡眠障害―

睡眠障害、特に不眠は非常によく認められる。眠れない、といった場合、寝付きが悪い、寝てもすぐ目が覚めてしまう、長い時間寝た後でも起きたとき熟睡感がない、などのいろいろなパターンがある。古典的な意味での「うつ病」の場合、寝付きはいいが、朝方早く目が覚めてしまう、というパターンが典型的とされていたが、これは古典的なうつ病と他のうつ状態を鑑別できるほどの決定的なものではない。

不眠の反対で寝過ぎてしまう、過眠という症状もうつ状態ではみられる。しかし、不眠よりは珍しい。また「本当の過眠」は夜十分深い睡眠をとっているのに、日中も眠くなるという状態だが、夜深く眠れないために、昼間眠くて寝てしまう、ということはよくある。この場合は、過眠ではなくて不眠である。

よく家族の人が「端で見てると寝ているのに、本人は『眠れない、眠れない』という」と、述べたりするが、時間的に長く寝ているからといって、あるいは端から見て寝ているように見えているからといって、「深く眠っている」とは限らない。いびきをかいているからといって深く寝ているとは言い切れない。熟睡感、というのは自覚的なものだし、逆に短い睡眠時間でも、疲れがとれ、日中眠くなければ不眠ではない。

―食欲・性欲の異常―

食欲の異常もよく認められる症状である。食欲がない、空腹感は感じても食べるのが「面倒くさい」ので食べたくない、ということは多い。逆にお腹が空いていないのに気分が落ち込み、イライラした気分を紛らわせるために食べ過ぎてしまう、ということもある。

性欲はほとんどの場合、低下する。うつ状態の時、性欲が昂進するということは非常にまれである。

―身体症状―

不眠と相関が強い症状に「筋肉の痛み」がある。睡眠が十分にとれないと筋肉の疲労がとれず頭、首、肩、背中、腰などが痛い、ということがよくある。起きている時にも知らず知らず筋肉が緊張してしまい、「筋緊張性」の痛みがよく起こる。

血圧や体温、脈拍、胃腸の動きなどはその人が意識してコントロールしているわけではない。「身体が勝手に調節してくれている」のであるが、このような調節をしているのが「自律神経」である。この自律神経の調節のアンバランスで自律神経が支配している領域に症状が出た場合、これは「自律神経症状」といわれる。動悸、発汗、胃腸症状などもうつ状態ではよく見られる。

―不安症状―

不安とは「対象のない恐怖」とされるが、不安症状もうつ状態ではよく認められる。最も多い不安症状は「パニック発作」である。パニック発作とは定義上、

①普通の状態から突然身体症状が発作的に起こり、五～十分くらいの間に急速にその症状が強まり、だいたい三十分くらいの間にその症状は治まる。

②身体症状で最も多いものは「息苦しさ―突然空気が足りないような気がして、吸っても吸っても呼吸が苦しくなる―」「動悸」である。他にも、症状としては「めまい」「吐き気」「身体がしびれる、ふるえる」「胸やお腹が急に痛くなる」「突然汗をかく」などがある。

③このような発作はいつ起きるかは解らない。意識的に不安なこと、心配なことがあった時に、あるいは自分の苦手な場所や状況―多いのは飛行機や急行電車など自分では降りられない乗り物の中や人混みの中、エレベーター、映画館、理容室や歯科医院など逃げようと思えば逃げられるが逃げにくく感じる場所―でだけ起きるとは限らず、意識的にはリラックスしているような、自宅で寝ている時などにも突然起こる。

このようなはっきりした「発作」ではないが、いつも漠然とした不安感が続いたり、何

となく息苦しいとか、いつも疲れている感じがするとか、という不安症状がうつ状態の時にはよく認められる。

第二章　―「うつ状態」の診断と治療―

第二章　―「うつ状態」の診断と治療―

―診断―

　このような症状が続いた場合、うつ状態なのではないか、ということになるのであるが、病院に行き、診察を受けるとだいたい上記のようなことを問診で聞かれ、医師はその患者の訴えに基づいて、うつ状態であると判断する。そこまではだいたいどこの医療機関でもどの精神科医でも同じであると思う。問題はその後である。

　他の医療機関を何カ所かかかって、あるいは一定期間治療を受けて、その後私のクリニックを受診した人に、「前の先生はあなたの状態について、どんな状態だとか、どうした方が良いとか何か言っていましたか?」と聞いてみると、返ってくる一番多い答えは「何も言ってなかった」「何も言われずにただ薬だけをもらった」というものである。実際そんなことがあるのだろうかと思うが、そうなのかもしれない。あるいはその時説明を受けたのだけれど覚えていない、忘れてしまった、ということも多いのではないだろうかと思う。

繰り返し述べているように「うつ状態」は基本的にその本人が感じる内的な体験であるから、上記のような症状が続いていれば、その本人が故意に嘘をついていないかぎり、医師は「うつ状態」と判断する。それは「熱っぽい」という人に熱を測ってみたら三八度あった、ということとほとんど同じである。

では、その症状の原因は何か？　発熱なら感染症を疑って視診、聴診をしたり、血液検査や画像診断をしてみたり、ということになるだろう。そこで診断が確定すれば、感染症なら有効な抗生物質を投与するとか、検査の結果、がんからの腫瘍熱であればがんの手術や化学療法などをする、ということになる。これも先に述べたとおり、診断→治療の順である。

しかし「うつ状態」の場合、このように診断を確定してから治療する、ということが基本的に出来ない。治療前に原因論的にうつ状態となった理由を（自然科学的には）証明することが出来ないからである。検査として「心理検査」というものがあり得るが、これも自然科学的な意味では因果関係を証明することにはならない（因果関係として「解釈」は出来る）。

うつ状態ではあるが、原因が解らないので、治療はせず、経過を観察する、ということは理論的にはあり得る。身体医学でもそういうことはあり得るように。しかし、これも実際には難しい。先に述べた「本来的なうつ病」であれば、治療をしなくてもいつかはよくなるはずである。しかし、よくなるまでの期間は短くて三ヵ月、長ければ一年以上になる。その間治療的なことを全くせず様子を見ることが出来るだろうか？

うつ状態になった時、ほとんどの精神科医が考えているのは「本来的なうつ病のうつ状態か、それ以外のうつ状態か」ということだと思う。この時、もしも「本来的なうつ病」の治療と「それ以外のうつ状態」の治療が全く違うものであったら、簡単に治療は出来ないことになる。しかし、実際にはこれらの治療は「全く違う」ということはない。逆に治療法が「全く同じ」なら区別する必要もないのだが、全く同じでもない。同じではないが、診断確定してから治療、ということが難しく、なおかつ治療をしてみて、その結果によって診断がしやすくなるとしたら、治療をしてみる価値は生じる。

身体医学でもそういうことはよくあるが、治療によって診断を確定するのである。「診断的治療」とか、「治療的診断」といわれるものである。

―「本来的なうつ病」の治療―

「本来的なうつ病」の治療とは、基本的には
① 病相期を抜けて寛解期に至るまでの期間「休む」
② その人に効果的な薬物（抗うつ薬）治療をする
である。これに
③ 寛解に至った後、あるいは寛解に至りそうなくらい回復してきた時、心理療法（最近ではその中でも認知療法が有効といわれている）を行うが加わる。

「本来的なうつ病」でないうつ状態の時、その治療はその中でまた様々な理由（原因）によって治療が変わってくる。

理由は様々ではあるが、大きくいうといくつかに分けられるだろう。それは

①誰が受けてもうつ状態となることが自然であるような、とても大きい精神的負担に曝された結果、自然な心の反応としてうつ状態となっている場合

②誰が受けてもそうなるわけではないが、ある程度深刻な精神的負担があり、それに加えて、それを受け止める人の物事の受け止め方、感じ方、その負担や問題に対する反応の仕方に問題があり、結果としてうつ状態となっている場合

③誰が受けても普通は精神的負担とまでは感じないようなことでも、それを受け止める人の物事の受け止め方、感じ方、その負担や問題に対する反応の仕方に問題があり、その結果うつ状態となっている場合

である。おわかりと思うが、この三パターンの間には無限に、連続的にいろいろな程度の差を持ったパターンが存在する。

①の場合、解決法は当然その精神的負担そのものを「除去」することである。たとえば戦争に行くと多くの人が抑うつ状態、不安状態となる。大災害や犯罪に巻き込まれる、というようなことも同じである。つまり精神的負担があまりにも大きい場合、うつ状態にな

るのは「自然」であり、病的でない。病的でない反応そのものを薬物や心理療法などでなくすことは難しい。そして、その負担がなくなった後にも心理的にはその負担を思い出したくないのに思い出してしまったり、いつまでもうつ状態が続いたりする時、「不自然である」という度合いが強くなっていき、治療の介入する部分が大きくなってくる。その治療とは薬物治療であったり、心理療法であったりする。

②の場合も、その負担となる物事をなくす、そこから離れるということは全く不適当な訳ではない。しかし、生きていく上で全く避けることが難しいような負担である場合、そうはいかなくなる。たとえば「よく知らない人と接することがとてつもなく嫌だ」とか、「絶対に人の言うことが信じられない」などという場合、生活する上で大きな制限を受けてしまう。そうなると、負担を避けるというよりは、自分自身がその負担を受け止め、それに適切に対処し、結果としてうつ状態とならなくなるようなパターンを築くことが必要になる。そのような場合、治療的介入は大きな意味を持つが、このようなその人自身の思考、行動パターンを変える、ということになると、薬物治療は、全くとはいわないが、少ししか役に立たない。

③の場合は、もっとそうである。何の心理的理由もなくうつ状態となり得る本来的なうつ病と違い、その人自身のパターンから結果としてうつ状態となっているとすれば、そのパターン自体の変容がなければ、うつ状態は続く。結果としてあるうつ状態だけをなくすことは出来ない。発熱の原因を探らず、ただ解熱剤を飲み続けるのと同じである。

このような本来的なうつ病、それ以外の様々なうつ状態の可能性をもった症状をみた時、症状だけから初診の時点で原因論的な診断をつけることはほぼ不可能である。本来的なうつ病もそれ以外の場合も、単に症状だけでなく、その人自身のパターンとか、「元々元気だった時のその人」を理解することが必要であり、それは結局人間である治療者が人間である患者さんを、お互いの主観的な認知を通して理解し合うことによってしか解らない（それも、かなり解ったと思っても、それを証明することは出来ない）からである。

先に述べた「前の先生はあなたの状態について、どんな状態だとか、どうした方が良いとか何か言っていましたか？」という質問に対して、実際に何も言わなかったかどうかは解らないが、「医師は何も言っていなかった」と答える患者さんが一番多い理由は、ひとつはうつ状態だとこのような説明をすべて理解することが難しい（集中力が落ちているため）ということもあるだろう。また医師の側にも、上記のようなことを限られた時間の中で解りやすく説明することが難しい、ということがあるように思える。

この私の問いに対する答えで、次に多いのが「うつ病と言われました」というものである。私は「はじめの時にうつ病と言われたのですか？」と聞き返すが、やはり「うつ病と言われました」という。私の意見では初診時に本来的なうつ病と断定することは不可能なのであるが、医師がそう言ったのだとすると理由は二つくらいしかない。一つは「現在の診断基準ではうつ状態が二週間以上持続すれば、原因によらずうつ病と言っていいから」である。もう一つは「うつ病と言った方が簡単だから」である。

はじめの答えは間違いではない。しかし、単にうつ病についての意見を交換することが目的なのではなく、治療をすることを考えると、先に述べたうつ状態の様々なレベルの違いというものは後に必ず大きな問題となる。だとすれば、私ははじめの時点から説明するべきであると思う。

あともう一つの可能性としては、医師は「症状としてのうつ」という意味で「うつ」と言ったのを、患者さんが「ああ、うつ病なんだ」と受け止める、ということが多いのではないかと思っている。はじめに書いたように「私はうつ病なんですか？」と初診の時に聞かれることは最近多いのだが、「本来的なうつ病」という意味で言っているのであれば、それは「解らない」のである。しかし、その「うつ病」という言葉を発している患者さん自身が、私が今述べた意味での「うつ病」という言葉（疾患単位）を正しく理解していないことが多い。だから、そう言われると「うつ病といった場合はですね…」ということになる。「うつ病ですか？」「はい、うつ病です」この方が簡単である。

結局のところ治療の最初期においては、症状としてうつ状態であるか、そうとはいえないか、ということが、患者さんの語る内的体験を通して解るだけなのである。であるから医師はそれを伝えて、診断的な確かさを高めるためにも、治療をすることを勧めるべきであると思われる。もちろんうつ状態の程度が軽いから、またうつ状態とはいえないからうつ状態の治療をすることを勧めない、ということもあり得る。しかし「症状としてのうつ」ということを間違えることはそう多くはない。

最近、よくインターネットや書籍で「うつではないかと思ったら」的な、自己評価式のスケールをみるが、その場合は当然「本来的なうつ病」を診断しているわけではなく、「症状としてうつ状態といえるか、いえないか」をみているということに留意されたい。

―治療―

本来的なうつ病の治療では、①病相期を抜けて寛解に至るまでの期間「休む」ことと、②その人に効果的な薬物（抗うつ薬）治療をすることである、と述べた。そしてこれに、良くなった後場合によっては、③心理療法（最近ではその中でも認知療法が有効といわれている）を行う、ことである。

本来的なうつ病でない場合、問題の解決、すなわち①誰が受けてもうつ状態となることが自然であるような、とても大きい精神的負担がある場合それをなくす。②避けられない負担に対して、自分自身がその負担を受け止め、それに適切に対処し、結果としてうつ状態とならなくなるようなパターンを築く、ということになる。ということはおわかりのようにこちらの場合は薬物は本質的な問題の解決、という意味ではあまり役に立たない。ただ薬物によって不安や意欲の低下をある程度軽減し、これらの問題解決の助けとする、ということはあり得る。しかし、それは「補助的」なものであり、これらの解決を治療の中で図るとすればそれは心理療法的治療ということになる。

ここではそれぞれの治療について述べてみよう。

—本来的なうつ病の治療—

I. 休養

うつ病のうつ状態の場合休むことが有効である理由は、「時間が経つうちに自然に良くなる」からである。うつ症状の出現から完全に元に戻るまでの数ヶ月から場合によっては一年以上休むことが必要なこともある。

休むことが重要な理由は特に病相期の始まりから、うつ症状が最も悪くなるまでの期間、うつ症状が徐々に重くなっていくことに関係している。初めの頃は意欲の低下、悲哀感などは軽度である。何となくやる気が出ないとか、朝起きづらいとか、昔ほど楽しくない、とか感じるようになるが、仕事や学校などは「嫌でも行かなくてはいけない」から無理にでも行く。症状が軽いうちは無理をすれば今までやっていたこともできる。しかし、徐々にうつ症状が重くなってくると元気な時と同じようには出来なくなってくる。そうするとそのことに対してまた落ち込んだり、もっと無理をして長く働いたりしてさらに疲れる。無理をしてもだんだんもっと出来なくなってくるから、さらに落ち込む。そういう悪循環を避ける、という意味で休むということは単なる気休めではなく重要な治療のひとつとなる。本来的なうつ病の場合、最も悪くなる時点を過ぎれば今度は徐々にうつ症状が軽くなってくる。

しかし、良くなってくるにつれて、少しずつ出来るようになったからということで、今まで出来なかったことを一気に取り戻そうとすると、まだ完全には回復していないから、その後ドッと疲れる。これは回復途上にある人に非常によく見られる。少し良くなった分、少しだけやることを増やしていけばいいのだが、なかなか出来ない。しかし、うつ病相の後半になってぐんぐん良くなっていけばどんどんいろんなことが出来るようになる。

ただこのような時、危険もある。うつ症状が最も悪かった時は考えることも行動することもおっくうなのだが、よくなりかけの時、今まで調子が悪かった時のことを思い出したり、今後のことを悲観したりして、自殺したくなる気持ちが強くなることがある。また一番調子が悪かった時と比べると、行動力も回復してきているから、調子悪い時には自殺することも出来なかったのが、少し良くなった時に一気に行動化してしまうこともある。これには注意を要する。

このような時期も無事に過ぎて全く元気だった頃に近づいてくれば行動も徐々に範囲が拡大され、それにあわせて自信もついてくる。休養はこのような意味で本質的な治療となり得る。

II. 薬物治療

本来的なうつ病の場合、そうでない場合以上に、ある薬物がその人に合っていて、「本当に効いていれば」うつ症状が劇的に良くなるということがある。

うつ病の時、一般的に用いられる薬剤は

① 抗うつ薬

② 気分安定薬

③日本では適応をとっていないが、欧米でうつ状態に効果があるとされている薬物が主なものである。これに加えて補助的に不安症状や不眠、周辺症状としての精神病症状に対してそれぞれ抗不安薬、睡眠薬（睡眠導入剤含む）、抗精神病薬などが用いられる。

―抗うつ薬―

日本で現在厚生労働省によって認可されている抗うつ薬は約二十種類弱ある。薬の化学式や構造、作用の仕方によって分類されているが、大きくいって、

Ⅰ．「選択的セロトニン再取り込み阻害（ＳＳＲＩ）」という作用が主な最も新しい世代の薬とそれに準ずるもの

Ⅱ．それ以前の世代の薬で構造から「三環系（ＴＣＡ）」「四環系」といわれる薬にさらに分けられる。

先に述べたように「本来的なうつ病」の原因は解っていない。しかし、どちらが先かは別にしてうつ状態になっている人は脳細胞の神経細胞と神経細胞の間隙でそれぞれの細胞間で情報を伝達する役目を負っている「化学伝達物質」のセロトニンの量が「少ない」と

いう説がある。それは実験的にうつ状態にした動物で認められた所見であるが、図2（三三頁）のようにSSRIという薬は信号を伝える側の細胞から出たセロトニンが信号を受け取る側の細胞に入り、情報を伝えた後、また細胞間隙を通って、元の細胞に戻ろうとする時、その戻り口（トランスポーターといわれる）をブロックして帰れなくすることによって、結果的に細胞間隙のセロトニン量を相対的に増やすとされている。その結果うつ状態が改善するという訳である。

細胞間隙でセロトニン量が減った結果うつ状態になったのか、うつ状態になった結果セロトニン量が減ったのかは解らないが、臨床的にうつ状態の人を集めてSSRIを飲んで貰ったところうつ状態が「すごく良くなった」という人から「ちょっとは良くなった」という人たちまで入れると、だいたい七〇％くらいの人が良くなったと。

そうなると、「SSRIはうつ状態の改善に有効である」ということになるのである。

それ以前からある三環系の抗うつ薬も基本的にはSSRIと同じように神経伝達物質のトランスポーターでの再取り込みを阻害するのであるが、三環系の抗うつ薬の場合はセロトニンだけでなく他のノルアドレナリンなどの伝達物質もブロックするために副作用がS

ＳＲＩよりも多いとされている。

実際には、ＳＳＲＩにも三環系にもそれぞれ副作用はあるのだが、人によって全く出なかったり、続けて飲むことが難しいくらい強い副作用が出たりする。これは全くの個人差であり、実際のところそれは飲んでみないと解らない。

抗うつ薬は飲み始めの最初の一週間くらいの時に副作用が出ることが最も多い。次に多いのはその薬を増量した時である。ＳＳＲＩの場合、飲み始めの時に出やすい副作用は「頭痛」と「吐き気」である。「眠気」「下痢」「胃痛」などもたまにある。これらの副作用は出ない人には全く出ない。そして割合としていえば、出ない人の方が多い。例えば統計的にいうと、「頭痛」と「吐き気」は発現率だいたい五～一五％である。眠気、下痢、胃痛などの発現率はもっと低い（薬剤による差はあるが）。

一方、昔からある三環系の抗うつ薬の場合は「頭痛」や「吐き気」は少ない。多いのは「眠気」「口渇」「便秘」などで、同様に発現率はだいたい五～一〇％前後である。

これらの副作用を全部合わせて比べると、出現率でＳＳＲＩの方がそれ以前の抗うつ薬よりも副作用が少ないとされている。

―抗うつ薬の飲み方―

抗うつ薬はその効果が出るとしたら、ある決まった飲み方をした時のみである。現在の医学で常識とされている飲み方は「十分な量を、十分な期間、毎日飲む」ということに尽きる。

通常は一種類の抗うつ薬を選んで、一番少ない量で一週間くらい飲んでみて、副作用がなければ徐々に増量する。例えば、ある抗うつ薬の常用量が一〇〇mgだったとする。そうすると、始めの一週間は二五mgで飲んでみる。副作用が全く出ない人はその後五〇mg→七五mg、というように、一～数週間の間に量を上げていく。途中、五〇mgとか七五mgとかで意欲が出た、悲観的でなくなった、など明らかにうつ状態が改善してくれれば、五〇mgとか七五mgとかの量で固定して、その量を飲み続ける。薬を増量しても副作用もないが、効果もない、という場合は一〇〇mgまで増量し、「十分な期間」服用を続ける。十分な期間というのはいろいろな意見があるが、通常は四週間～六週間、一番長い意見でも八週間くらいである。

つまり、ある抗うつ薬を一種類選んである人に使うと決めたとすると、二五mg→五〇mg

↓七五㎎↓一〇〇㎎まで、一週間ごと、あるいは数週間ごとに増量していき、一〇〇㎎になって八週間飲み続けてみる。その時点で、飲み始める前と比べて症状が全く変わっていない、良くなっていなかった、となれば、「その薬はその人には効果的ではなかった」と言えるのである。現在の医学的常識では、「八週間飲んで効かなかったけど、そのまま半年飲んだらその時点で効き始めた」ということはない、とされている。

例えば七五㎎で二週間飲んだけれど、何かの理由でそのまま飲み続けることが出来なかった、となれば、「その薬はその人には効果的ではなかった」とは言えない。七五㎎二週間では効果がなかったが、四週間目に元気になってきた、一〇〇㎎に増量した翌日からすごく元気になった、ということは実際にあるからである。しかし、このような方法で投与していって一〇〇㎎で八週間飲んでみたけどやっぱり効かなかった、ということになると、その時点で数ヵ月経ってしまっていることになる。

ある薬をある人に使ってみようということになって、上記のようにやってみたけど効果がなかった。そうなると、「じゃあ、今度は別の薬を使ってみよう」ということになる。そうすると、また同じように少量で一週間飲んでみて、ということになる。これを

「Switching：スウィッチング」という。

一種類の薬を選んで、上記の方法で投与（服用）する。効果があれば当然その薬を続けるが、なければ他の薬にスウィッチする。これが常識なのであるが、現実には一〇〇mg飲んで無効だった薬であっても、急にその薬をやめることが出来ないので、七五mg→五〇mg→二五mg、というように徐々に減量していってやめるか、ほとんど少なくなった時に次の薬を少量から始める、ということになる。

たまたま初めに選んだ薬がその人に合って効果が出た、という場合は、治療開始数週間で「薬が効いて良くなった」ということになるのだが、選んだ薬が効果がなく、次の薬も効果がなく、その次の薬で良くなった、ということになると、数ヵ月して良くなった、ということになるのである。

理屈の上では上記のようなSwitchingによって、その人に合っている薬を探し、良くなれば、完全に良くなった状態を保って、その後薬を減量する、ということになる。しかし、現実にはこの通りに治療することは難しい。

薬を増量し、効果をみるためには毎日服用する必要があり、そのためには副作用が全くないか、許容できる範囲でなくてはいけない。効果があれば少し副作用があってもがんばって続けることも出来るかもしれないが、全くないとなると、難しい。

薬を飲む前に「この人にはこの薬が効く」と解れば良いのだが、現在の医学的知見ではこれは解らない。アメリカなどで投与前に遺伝子のタイプを調べて、この人にはこの抗うつ薬が効きやすい、というようなことを調べる研究はされているらしいが、今のところまだ臨床には応用されていない。

一般的には副作用が少なく、効果が同等だということで、以前に全く抗うつ薬を飲んだことのない人に対しては一番新しい世代の抗うつ薬から使用するべきだ、ということになっている。

—Switching か Augmentation か—

基本的なコンセンサスとしては、このような Switching による単剤投与が推奨されているのだが、それと並ぶ方法に Augmentation（「オーギュメンテーション」）という考え方がある。「増量」とか「拡大」とかという意味であるが、単剤の効果を増幅させるために別の薬剤を付加して使用する、という方法である。

この場合、別の抗うつ薬を追加する、という方法か、前述の気分安定薬とかその同等の効果があるとされる薬を追加するということになる。

統計的な研究ではAugmentationでもっと効果が高いとされているのは、気分安定薬である炭酸リチウムで、二番目が三環系の抗うつ薬、とされている。しかしこれも統計的な話であり、人によって差があり、やってみないと解らない。

Augmentationの利点は当然効果の増強であるが、良くない点としては薬剤の種類が増えることで副作用のリスクが増えるという点である。

SwitchingかAugmentationか、ということは判断が難しい問題である。Augmentationの効果増強は単に複数薬剤の相加的効果だけではなく、Augmentationによってもともと飲んでいる抗うつ薬の血中濃度が上がることにも関係しているといわれている。つまり、二五mg→五〇mg→七五mgと上げていく操作と同等の効果が得られる可能性がある。

―気分安定薬―

気分安定薬といわれる薬には炭酸リチウムと、元々抗てんかん薬として使われていたカルバマゼピン、バルプロ酸ナトリウムなどがある。抗てんかん薬でもさらに新しい世代の薬剤も出てきている。しかし、日本では保険診療上は適応が認められておらず、その意味で使用が難しい場合もある。ただ臨床的には効果が認められているので、このような薬剤を追加使用することは現時点の医学的常識からみて妥当なことである。しかし、患者さんによっては、というか医師の説明が十分でないと、「うつなのに処方箋を持って薬局に行ったら、てんかんの薬が出ていますよ、と言われた。どうなっているのか」ということにもなりかねない。

気分安定薬は抗うつ薬と同様、飲み始めの時に出るとすれば副作用が出やすい。特に飲み始めの最初期はかなりの少量から始めないと、眠気が出ることが少なくない。(ただし、炭酸リチウムは眠気が出ることは少ない)

私は通常量の十分の一くらいから使ってみて、眠くないかどうかを確かめてから使うことが多いが、そうすると一番量の少ない錠剤でも多すぎるので、粉末にして出すことが多い。例えばカルバマゼピンであれば、通常量は四〇〇mg〜六〇〇mgくらいであるが、錠剤は一錠一〇〇mgか二〇〇mgである。そこで、五〇mgの粉末を三回くらいに分けて出したりする。そうすると、今度は薬局から「一日量からみて少なすぎるけど、大丈夫か？」と電話がかかってくる。抗うつ薬単剤であれば専門医でなくても処方、調節することは可能だが、気分安定薬をAugmentationで使う、というようなことになると、使う側が慣れていないとかなり難しいだろう。

―海外では、うつ状態に使うことが常識とされている薬―

欧米人と日本人とそんなに違うのか、と言われれば、身体的な構造、機能ということになるとそうは違わないだろうと、考えるのが一般的ではないだろうか。であれば、海外で臨床的な効果が確定している薬なら、日本人にも同じように効くのではないかと考えられるわけだが、現実には海外で有用とされた薬でも、日本で保険診療として薬物を投与する場合は、日本で独自に日本人を被験者とした臨床試験を行い、有用であるという結果を厚生労働省に認めてもらわなければ使用することは出来ない。しかし、海外の研究結果や臨床成績は日本の医学界にいても解るから、そういう薬剤を日本の精神科医が日本の患者さんに処方するということはよくあることである。

このような意味で有用とされている薬は、だいたい日本では「抗精神病薬」として認可されている。オランザピン、クエチアピン、アリピプラゾールなどがこれにあたる。こちらも前述の気分安定薬と同じように、「うつなのに処方箋を持って薬局に行ったら、統合失調症の薬が…」ということになる。

―その他の補助的な薬―

うつ状態の薬物治療、ということになると基本的には上述のような抗うつ薬、気分安定薬が中心になる。しかし、それ以外にも補助的に違う種類の薬物を使用することはある。よく使われるものは抗不安薬と睡眠薬（睡眠導入剤）である。

これらはほとんど「ベンゾジアゼピン」と呼ばれる種類の薬である。ベンゾジアゼピンがよく使われているのは、一つには「安全性が高い」ということがある。まれな例外を除けば、命に関わるような副作用が出現することは滅多にない。誤って、あるいは意図的に大量服用してもほぼ安全である。

—抗不安薬—

現在使われているベンゾジアゼピン系の抗不安薬は、服用するとほとんど三〇分から一時間くらいの間に効果が現れ、服用後二時間くらいで血中濃度がピークになるものがほとんどである。ベンゾジアゼピン系の抗不安薬は、Ⅰ．不安や緊張をとる作用、Ⅱ．筋弛緩作用（筋肉の緊張がとれる）、Ⅲ．抗けいれん作用がある。これらの効果が服用後三〇分くらいから効き始め、二時間後に向けて作用がピークになっていく。その薬がその人に合っていれば、飲んだ人がその効果を感じやすい。逆に言うと、それくらい時間が経っても飲んだ人が不安や緊張などの症状が軽くなるように感じなければ、それは効いていない、ということである。

ベンゾジアゼピンのこのような効果は、抗うつ薬のように連続して毎日服用していないと効果が現れない、ということはない。つまり不安な時だけ、緊張した時だけ飲んでも、その薬がその人に合っていれば効果が出る。これがベンゾジアゼピンの便利な点である。

―睡眠薬―

睡眠薬も、ほとんどベンゾジアゼピン系の薬剤が現在は用いられている。

睡眠薬、睡眠導入剤の場合はその作用時間によって分類される。「不眠」といった場合、始めの寝付きが悪い（入眠障害）、寝ても途中で目が覚めてしまう（中途覚醒）、時間としては長く寝ても起きた時熟睡感がない、疲れが取れていない（熟眠障害）などのパターンがあるが、これらの症状に合わせて薬を出すことになる。

始めの寝付きをよくするためには作用時間が短く、飲んでから濃度が出来るだけ早く上昇し、長時間効いていない薬が望ましい。今、日本で使用されている睡眠導入剤で、もっとも作用時間の短い薬は飲んでから濃度がピークに達するまでの時間が約一時間、身体の中で濃度が下がり効かなくなる時間が二～三時間、というものがある。それよりも少し長い時間を要する薬だとピークまで二時間、作用時間四～六時間、というものもある。

寝付きはいいが途中で目が覚めてしまう、あるいは熟睡感がない、という場合は作用時間の長い薬になるが、これだとピークまで四～六時間、抜けるまで十数時間、というものもある。もっともこれらの作用時間には個人差もある。また実際には「入眠障害だけ」「中途覚醒だけ」という人は少なく、寝付きも悪いし、途中でも目が覚めてしまう、というケースが多いから、短時間型ともう少し作用時間の長い睡眠薬、抗不安薬を併用する例が多い。

睡眠薬の副作用も種類によって少し違ってくる。短時間型の場合、効果の持続時間が短いので、時間が経ってから覚醒すれば、身体にほとんど残っていないからすっきり起きられる。それは利点である。一方で良くない点は作用時間が短ければ短いほど飲んでからピークに達する勾配が急になるため、飲んだ時と飲まない時の差、「眠くなる」という感覚の違いを感じやすくなる。つまり、飲めば眠く感じるが、飲まずに寝ようとすると（当然だが）眠気を感じにくい、ということになる。また飲んで寝た場合、飲む前の少しの時間と起きた後少しの時間の「記憶がない」ということがある。健忘である。飲むと必ずそうなるわけではないが、そうなると薬が合っていないから変えなくてはいけない。

作用時間が長くなるほど上記のような健忘は少なくなるとされているが、作用時間が長ければ（長く感じれば）時間が経って起きた後にも「まだ眠い」ということがあり得る。

―薬に対する考え方―

精神科の薬を飲むという時、よく患者さんや家族から聞くのは「出来るだけ飲まないようにしている」「出来るだけ我慢して、どうしようもなくなったら飲む」ということである。一部の医療者でも、こういう言い方をする人はいる。

患者さんに睡眠薬などを出す時、「本当は飲まない方がいいんだけど」「出来るだけ飲まないようにね」などと言って処方する。薬剤師の知り合いの人がいて、「この薬を飲むとボケるよ」と言われた、など。

無条件に飲んだ方がいい薬などあるわけはない。飲まない方が良いに決まっている。心臓が悪くないのに不整脈の薬を飲んだら、副作用の起きるリスクだけが生じる。ビタミン剤でも酵素でも同じだ。

薬は「わざわざ」飲むのである。わざわざというのは「薬を飲まない場合」と「薬を飲んだ場合のリスクと効果を考えて飲む方が利益が高いと思われる場合」を比較して、後者に懸ける場合のみである。薬だけではない。手術などの場合はもっとそうだ。手術はしない方が良いに決まっている。

薬を飲む方に懸けるのであれば、その時は「最も効果が現れやすい飲み方」をしなくてはならない。

抗うつ薬や気分安定薬は、基本的に「毎日」飲んでいなくてはいけない。抗不安薬や睡眠薬はそうではない。そして飲むのであれば、明らかに効果が出ていなくては飲む意味がない。

飲む量や回数を出来るだけ少なくしても、効果が十分あればそれで良い（わざわざたくさん飲む必要もない）が、少なく飲んで効果がない（不十分）なら、十分に効果が出る量を飲む方が良い。薬は飲んでいるけど効果がない、というのが最悪である。それなら最初から飲まない方が良いに決まっている。

十分に効果が出たけれど、そこですぐ薬を止めるというのもまた意味がない。薬が効けば効くほど、すぐ止めればその効果がなくなるのだから普通は「元に戻る」。それは「依存」とは違う。薬を減量、中止する場合は「完全に良い状態」―よく眠れるとか、意欲も出て元気な頃と同じだとか―を十分な期間保って、その後、徐々に減量していかないといけない。

―いつ抗うつ薬を止めるか―

抗うつ薬を飲んでうつ状態が完全に良くなった後、その後抗うつ薬治療はどうすればいいのか、ということをよく患者さんや家族に聞かれる。これは「絶対にこうしなくてはならない」という決まりはない。しかし、統計的な根拠から一定の推奨されるプログラムは存在する。

それは「完全に良い状態を十分な期間保った後、徐々に減量し、止める」ということである。十分な期間とはどれくらいの期間か？　それは「半年から一年」である。「二年くらい」と主張する人（精神科医）もいる。では、その期間の根拠とは何か？

―うつ病の予後―

これはすべて私が先に述べた「本来的なうつ病」の場合である。

うつ病は発症前の（健康な）状態、うつ症状が発症し、悪化し、良くなって、全く元気な状態に戻るまでの病相期、完全に良い状態の寛解期に分かれるが、うつ病になる人の半数は生涯で病相期が一回だけとされている。後の半分の人は寛解期の後に二回目の病相期があるとされている。そして、二回目の病相期がある人の七〇～八〇％は三回目以降の病相期があるとされている。これらはすべて予後調査などによる結果である。つまり、統計的な根拠によると、うつ病になる人のうち、半分は生涯で一回だけ調子の悪い時期（病相期）があり、残りの半分は複数回病相期を経験することになる。

この違いは何によるのか？　それは解っていない。しかし、これまた統計的な調査によると、生涯一回目の病相期が良くなり―寛解期に入り―、その後半年以内に抗うつ薬治療を止めた人は、一年以内に二回目の病相期を呈する確率が有意に高くなるといわれている。

うつ病になる人の中に病相期が一回だけの人と複数回の人がいるとして、この差が、もし遺伝などの要因により、もともと決まったものであるなら、一回目の病相期が良くなった後二回目があるかどうかは、始めから決まっていることになる。なるかならないかは五分五分である。しかし、この差を決定する因子は不明である。

もし仮に一回目の病相期が良くなった後、半年以上抗うつ薬治療を続け、そのことがその後の二回目の病相期の発現を予防するという効果があれば、良くなった後しばらく（半年から一年）飲み続けることの意味は大きい。こちらもまた統計以外の根拠はないのだが、完全に良くなった後半年、一年薬を飲み続けることにそれ程不利益がないのなら、少しの間飲み続けることの方がより無難ではないだろうか。

うつ状態には一回目の病相期が一番薬が効きやすい。二回目、三回目となるに従って病相期が長くなり、薬の反応も悪くなると言われている。これらもみな統計的な調査の結果なのであるが、このようなことから精神科医は完全に良くなった後もすぐに服薬を止めないように勧めているのである。

Ⅲ. 心理療法

心理療法とは主に言語的な介入を用いて、つまり、治療者が患者と面接をして言語的にやりとりをすることを中心として、その人の心理的問題を解決しようとする治療法である。心理療法といってもその中身は様々である。

ここでは（本来的な）「うつ病」と症状としての「うつ状態」に対する心理療法的介入について簡単に説明しよう。

本来的なうつ病の場合、休養と薬物治療が治療の主体になることが多いのだが、うつ病に対して心理療法をする場合、現在最も効果があるとされているのは「認知療法」といわれるものである。

―「自動思考」と「スキーマ」の改変―

「認知療法」はある人の物事の受け止め方、感じ方、考え方、その結果様々な出来事にどう対処するか、というようなその人の「パターン」を、抑うつ的な方向に傾きがちな傾向からそうでない方向へ修正、改変する治療法である。

うつ状態になると、気分が落ち込み悲観的になる。「自分はダメなんだ」とか、「どうせうまくいくはずがない」とか「周囲は私を無能な人間だと思っているに違いない」とか、悪い方へ考えがちになる。

また、もともとこのように物事を悲観的に予測する（考える）パターンが出来上がっていると、当然、結果的に気分は抑うつ的になっていく。

精神的に負担がかかった時、自然に考えてしまうこと、頭に浮かんでくる考えを認知療法では「自動思考」というが、この自動思考が、自分や周囲の人、将来のことなどに対して悲観的に考えるパターンにはまりすぎていると、気分はどんどん抑うつ的になっていく。同じような出来事が起きても、ある人は悲観的に考え、ある人は楽観的に考え、またある人はよい方向にも、悪い方向にも考えてみてバランスをとる、などに分かれると、結果として起きる気分の変化はずいぶん違ったものになる。ある人が何故決まった「自動思考」を繰り返すのか、ということになると、それはその人が作り上げてきた思考パターンの傾向によって決まる。この傾向を認知療法では「スキーマ」―形式とか構造とか規則とか、その自動思考を作り出すパターンである―と呼ぶ。

スキーマという概念は後に述べる精神分析理論の影響をかなり受けているが、その人の元々の素因や育った環境などで形成されてくるものである。

認知療法では患者の「自動思考」を治療者が患者とともに検討することによって、自動思考以外の、よりよい思考、行動パターンを考え、結果スキーマ自体の改変を目的とする。

たとえば、ある女性が息子夫婦と同居することになり、生活が変わったとする。女性は働いている息子夫婦のために、家事をお嫁さんに変わってやってあげようとしていた。しかし、お嫁さんは「家事は私が帰ってからやりますから、お母さんは好きなことだけなさっていて下さい」と言ったとする。その時、この女性はどう考えるか。

女性は精神科の外来を訪れ、医師にこう語った。「嫁は私が家事をすると、家庭での役割をとられたように感じて怒っているんです。私は息子夫婦の生活を乱してしまって、嫌がられています。同居したことは失敗でした」。

ここで医師が「そんなことはないでしょう。お嫁さんはお母さんに負担をかけないように気を遣って、そう言っているのですよ」と言ってしまっては良くない。女性の思考を否定すれば、女性は「医師にも解ってもらえないのだ」と感じてしまう。

認知療法では自動思考の否定ではなく、再検討をする。何故この女性はそう受け止めたのか、それを作り出している自動思考のパターンを検証する。

「お嫁さんがそう思っていると、お考えになるのはどのようなところからそうお感じになるのですか」。

そして、女性の元々ある自動思考のパターンに変わる、別の思考パターンを考えてみる。そのような検討、検証を、患者さんの日々の生活から出てくる様々な出来事や材料を使って行い、結果的にスキーマの改変を行うのである。
認知療法はうつ病の心理療法の中で、治療効果や寛解期の維持において有意により有効な結果を示すとされている。休養と適切な薬物治療と併せて、このような認知療法を行うことは、後に述べる心理療法を行う際の問題をクリアしていればうつ病の治癒と再発防止の上で有効な手段となる。

―本来的なうつ病ではない「うつ状態」に対する心理療法―

「本来的なうつ病」でないうつ状態の時、その治療はその中でまた様々な理由（原因）によって治療が変わってくると先に述べた。

① 誰が受けてもうつ状態となることが自然であるような、とても大きい精神的負担に曝された結果、自然な心の反応としてうつ状態となっている場合

② 誰が受けてもそうなるわけではないが、ある程度深刻な精神的負担があり、それに加えて、それを受け止める人の物事の受け止め方、感じ方、その負担や問題に対す

る反応の仕方に問題があり、結果としてうつ状態となっている場合
③ 誰が受けても普通は精神的負担とまでは感じないようなことでも、それを受け止める人の物事の受け止め方、感じ方、その負担や問題に対する反応の仕方に問題があり、その結果うつ状態となっている場合

②の場合と③の場合、負担となる物事を、生きていく上で全く避けることが難しい時、自分自身がその負担を受け止め、それを適切に対処し、結果としてうつ状態とならなくなるようなパターンを築くことが必要になる、と述べた。

そのような場合、治療的介入は大きな意味を持つが、このようなその人自身の思考、行動パターンを変える、ということになると、薬物治療は、全くとはいわないが、少ししか役に立たない。

ある種の心理療法はこのような問題の解決に役に立つことがある。これも先に述べた通り、そのためには単に症状だけでなく、その人自身のパターンとか、「元々元気だった時のその人」を理解することが必要であり、それは結局人間である治療者が人間である患者さんを、お互いの主観的な認知を通して理解し合うことによってしか解らない（それもど

こまで解ったと思っても証明することは出来ない）。「生きている人間」とは、ある意味「現象」「出来事」であって、事物ではない。そういう意味では「生きている人間」というよりは「人間が生きている（ということ）」、というべきであろうが。

今ある人間が生きている、という現象は、様々な要因によって成り立っている。ある人間が今、物事をどう受け止め、どう感じ、どう考え、どう反応して、どのような対処行動をとるか、というそのパターンは、過去のパターンに影響される。

単純にいえば、あるパターンが出来上がっていると、人間は普通は同じパターンを反復する。あるパターンを出来上がらせるものは、今まで生きてきた中で同様に起きた様々な出来事をどう受け止め、どう感じ、どう考え、どう反応して、どのような対処行動をとって来たか、という事の積み重ねに依っている。

つまり、ある人間のこのようなパターン—それをその人の性格傾向、人格傾向と今言ってしまうが—は、その人の過去の歴史によって決定されている。

治療者である人間が、患者である人間を理解するということは、言語的な面接を通じて、このような過去を理解するということでもある。治療者はあらかじめこのようなパターンを知っているわけではない。そして、患者は自分自身の過去を振り返り、自分自身のパターンを「発見」するのである。発見するだけではない。発見したことによって、初めて変わるパターンがある。

―精神分析的な人間理解―

人間は大きな負担がかかった時、「今までの自分のパターンがまずかったかな」と思って、そのパターンを変えてみる、ということは普通は「ない」。むしろ逆で、パターンがまずいな、という場合、そのまずいパターンをもっと極端にして対処しようとする（たいていの場合はそのようには意識していないのだが）。このことに多くの人は気づいていない。

よく患者さんは「自分の事はよく解っている」という。「自分の落ち込んでいる原因はハッキリしている」という。しかし、それは実際にはそうではないことも多い。それを私（精神科医）はあらかじめ知っているのではなくて、このような心理療法的介入がうまくいった時、患者自身の「発見」として知らされるのである。

人間は自分が思っているようには自分の事を、自分のパターンを解っていないものなのである。

心理療法のひとつの方法論に「精神分析」、あるいは精神分析的心理療法、というものがある。精神分析もさらに詳しくみると様々な学派があり、それぞれに相当な違いがあるのだが、原則的には精神分析的なものの考え方としてあるのは

1. 人間には、簡単に意識的に認識することの出来ない「無意識」というものがある
2. 人間の心理は、過去、特に最初期（幼児期）の経験に非常に強く影響を受ける
3. 人間は、そのような過去によって規定されたパターンを新たな対人関係の中で「反復」する
4. 分析的な治療関係の中でも、人間はその反復を行う。治療者はその反復の意味を解釈することを通じて、その人が簡単には意識することの出来ない、抑圧された無意識を徹底的に分析する

などである。

4．を「転移解釈」というのだが、転移とはあるものが他のものに移されることである。あるものとは「幼児期に体験した、自分にとって重要であった他者（普通は親、特に母親）に対して抱いた感情や関係性」である。他のものとは「今治療をしている相手（治療者）に対する感情や関係性」である。現代の精神分析の多くは、この「転移解釈」を非常に重視する。

私は半分は職業上の訓練という意味合いで、半分は自分の個人的な人生の選択として、このような精神分析的な面接を二五〇回くらい受けた。「患者」として受けたのである。

精神分析を受けた後も、私の歴史的な過去は変わらない。しかし、心理的な意味での過去は、私の中では全く変わったものになった。過去が変わるということは、直接的でないにせよ、それは同時に「現在も」「未来も」変わることを意味する。

精神的な悩みの全くない人には「眉唾」と思われるかもしれないが、精神分析的な心理療法はそのくらい大きな変容をもたらす。

自分は何故あの人に対してだけ怒りを感じてしまうのか。自分は何故あることをそこまで怖がるのか。他の人は何でもないことが何故自分にとっては大きな苦痛であるのか。それがその人が今まで生きてきた積み重ねの結果、築き上げてきたパターンの結果であるなら、それぞれの事にはそれなりの理由があるのである。「自分は解っているつもり」ではなく、そのことを真に知り、受け止めるためには、それなりの準備がいる。そして、それを本当に知った時、人は変わっているのである。

心理療法は薬のような副作用があるわけではない。しかし、誰でも心理療法を受ければいいか、といわれるともちろんそうでもない。

これもよく誤解されていることであるが、心理療法、特に精神分析的な心理療法は、「楽しい」「話して楽になる」「癒される」ものではない。自分の事を真に知ろうとすることは、通常は大きな「抵抗」に遭う。自分自身の心理的な抵抗に、である。心理療法をして、自分自身が変わらなければ、それ以外には自分には道がないと思って、自分でお金を払って、時間を作って、受けたとしても自分自身の心の強い抵抗に遭う。そして、それを「自分自身が抵抗しているのだ」と気づくことが出来ない。自分自身を真に知るということは、それくらい大変なことなのである。

人間の精神的苦痛、悩み、悲しみなどの中には薬で解決できないものも多い。当たり前の話である。理由は何であれ、精神的な症状によって精神科を受診した人のうち、休養や薬物治療だけでは解決できない問題を抱えている人は少なくない。また、そのような問題が結局は心理療法的な治療によってしか解決できない、という人もいるだろう（ただ、それが初診の時点では解らないことが多いのだが）。ただし、そのような人がすぐに心理療法的な治療に入れるわけではない。むしろ、すぐ入れる人は少ない。

心理療法を実際に行うには、それも「試しにちょっと数回やってみる」のではなく、先に述べたような意味で「徹底的に分析する」というところまで行う（それも厳密にはきりがないのだが）には、相当な時間的、経済的労力に加えて、自分自身の意識的、無意識的な心理的抵抗に打ち勝って、精神分析的な心理療法を完遂しなくてはならない。

それは「癒し」というよりは「戦い」というべきであろう。インドの初代首相ネールが、娘のインデラ・ガンジーに宛てた手紙になぞらえて言えば、このような心理療法は「自分自身との命を懸けた戦い」なのである。

よく精神科医の中にも、ある患者の問題が薬や他の方法で解決できないと感じた時、そのときの患者の状態―心理療法に対する準備性といってよい―を考えずに「あなたにはカウンセリングが必要です」などと「説得」する人がいるが、そういう医師は心理療法のことを解っていないのである。

—心理療法の実際—

「カウンセリング」「心理療法」というものは、本人が全くその気がないのに、あるいは心理療法のことを全く理解していないのに、周囲が説得して無理に受けさせてもほとんど意味はない。心理療法は上記のように基本的には自分の心と向き合って、自分のことを考える治療である。考える本人がそのような治療そのものに意味を感じていなければ、ただカウンセリング、心理療法の場に行って、決められた時間の間ただ座っているだけでは何も起こらない。

このような準備性のない患者さんは「カウンセリングに行っても何も良くならない」「カウンセラーは、ただ話を聞いているだけで何もアドバイスをしてくれない」と感じることになる。実際その通り、心理療法は具体的に「何かをしてくれる」訳ではない。自分と向き合う患者の心に起こる様々な抵抗、怒り、悲しみ、希望などに、他の人—家族とか友達とか恋人とかが—が絶対に出来ない方法で、つまり心理療法的な関係性を保ち、どんな状況でもその心に起こる困難については「もう無理です」ということなく最後まで向き合う。カウンセラーは具体的な行動面での援助はしない。カウンセリング、心理療法的な面接を実際に継続することは患者さんの側の責任である。面接がつらくなって約束の時間に患者さんが来ない時、カウンセラーはすぐに確認の電話をしたり、来るように説得したりはしない。しかし真のカウンセラーは患者さんが何故この時間に来なかったのかを、来るはずだった面接時間の間「考えている」。それはカウンセラー自身のためでもあり、何よりも患者さんの治療のために考えているのである。

「がんばって続けなさい」ということは、ある意味易しい。そうではなくて、そう言いたくなる自分（カウンセラー）、あるいは「もうあの患者が来なければいいのに」ということを考えている自分の気持ちをカウンセラーは考える。

そのように自分の心を通して、患者の困難の本質を考える。それは説得とは全く逆の行為である。この時、カウンセラーは行動としては「何もしてくれない」。何かを具体的にするという意味では、カウンセラーは先に述べたような他の人の代わりにはならない。現実には、カウンセラーは友達でも恋人でも家族でもない。カウンセラーが行動上、これらの人の不完全な代理になってしまっては、心理療法の意味は失われる。

精神分析的な心理療法は通常週一回、決まった曜日の決まった時間（火曜日の十八時から五十分とか）に行われる。通常は「Time opened」といって「いつ終わる」ということを決めないで行われる。これに対して、認知療法や自律訓練法などのトレーニング的な心理療法は「十回」とか初めに決めることも多い。

これも通常の場合、一回一万円前後の料金を取るところが多く、保険は使えないことがほとんどである。これを続けるだけでも時間的、経済的労力は大変なものである。

私は一回一万四千円の心理療法を二百五十回くらい受けたから単純に計算して、三百五十万円である。治療としてやる場合週四回を五年とかやる場合もそう珍しくはないから、そうなると一千万円近い負担になる。

カウンセリングの一回の料金を説明すると、「高い」という人は多い。確かに安くはないだろう。そして、「その価値があるかないか」と言われると、それはその人が行う心理療法の内容によるだろう。

第三章　「治るうつ病」と「治らないうつ病」

第三章 「治るうつ病」と「治らないうつ病」

ここまで読まれた方なら、ある程度推測はできることと思うが、現在「うつ病」と呼ばれる「病気」が、ある場合には「すぐに治り」、ある場合には「なかなか治らない」理由には様々な要因が関係している。

念のために、改めてここに明言しておく。

「うつ病」と現在いわれるような「事態」が「治らない」とすれば、それはそうなっている状態の「原因」が解決されていないからである。

―本来的なうつ病の治癒―

ただ本来的なうつ病は、その定義からすると「いつまでも治らない」ということは、ないことになっている。定義上は病相期は（無治療でも）いつか終わり、寛解期に入る。であるから本来的なうつ病はこういう意味ではすべて「治る」ということにはなる。

もっとも一旦病相期を抜け、寛解期に至った後でも、「その後、絶対に病相期に入らない」ということは出来ない。しかし、それは本来的なうつ病に限った現象ではない。あらゆる「病気」はそうである。

また、これも先に述べた統計上の根拠から言えば、一回目の病相期は寛解に至りやすいが、二回目、三回目となると治りにくくなり、病相期も長くなることが指摘されている。

本来的なうつ病は、このような意味でかなり純粋に「身体的な疾患」に近い。病相期においては休養と適切な薬物治療、心理療法を行う。寛解期に入った後はこれを保つため十分な期間の治療継続、特に現時点の医学的見識から言えば、十分な期間の薬物治療を行い、そこで薬物の減量、経過観察を行った上で治療の終結を検討する。しかし、どこまで手を尽くしたとしても「二度とうつ病にならない」ということは出来ない。

では本来的なうつ病でない、様々な理由によって起きるうつ状態、これを現代では「うつ病」と称する場合があるわけだが、それが「治らない」理由は何に依るのか。

―「治らないうつ病」とは何か？―

うつ病が治らなくなった、ということが言われるとすれば、その理由として最も大きなものは「本来、うつ病と診断していなかった病態をみんなうつ病というひとつの言葉でくくってしまったから」ということにつきる。

様々な理由によってうつ状態を呈することは昔からあった。しかし、それらは昔(といっても二十年前)はうつ病とは呼ばれていなかった。

うつ病という「病気」が増えたかのような印象を与えているのは、先に述べた通り、うつ病でないうつ状態も「うつ病」とくくったせいである。そして、治りにくくなったといわれるうつ病は、ひとつの臨床単位というよりは、いろいろな原因によって結果として「うつ状態」を呈しているグループになった。

原因がいろいろ違う状態に対して同じ治療をしていては、その治療がその人のうつ状態の本質を解決するものでなければ、うつ状態は遷延化してしまう。しかし、うつ状態という事態は今まで述べてきたような理由で、簡単に、というか「すぐに」は根本的な問題が解らないものなのである。

このような問題を理解し、解決するためにはある程度の期間、同一の治療者にかかり治療を続けてみなくてはならない。

患者さんにとっては何ヵ月も通っているのに良くならない、うつ病の薬を飲んでいるのに良くならない、と感じることは少なくないだろう。うつ状態とは症状としては、「意欲が出ない」「気分が沈み、憂うつになる」という人間の感情が主体となるものであるから、そのような感情のどの部分が、どの程度「病的」なのか、それに対してどのような解決が望ましいのかは、非常に難しい問題なのである。

本来的なうつ病でない様々なうつ状態の解決において、休養や薬物治療だけではなく、心理療法的介入が必要になることは多いと思うが、一方で先に述べたような純然たる形式で行う「心理療法」は時間的、経済的負担や、患者自身の心理的な準備性などの面で簡単に行えるものではなく、ここにうつ状態の治療が簡単にいかない理由のひとつがある。

―現在の医療制度上の問題―

「精神科医」というからには心理療法や精神分析のことを当然習っているだろうと思っている一般の人は多いが、現実には医師の卒前教育においても、卒後教育においても、このような心理療法に関する教育、というものははっきり言って皆無に近い。

一部の精神科医が自分で興味を持って勉強したり、人的コネクションをたどって学べる「師匠」を探したり、勉強会やセミナーに参加したり、心理療法のトレーニングや教育分析(精神分析の専門家になるために、自分が患者となり分析を受けること)を受けている。しかし、こういうことをしている精神科医は少数派である。たぶん、精神科医全体の三割もないだろう。

自分の心理療法的な面接のやりとりの実際を専門家についてトレーニング(スーパービジョンという)を受けたり、教育分析を受けたりしている人になるともっと少ないだろう。

また、現在の日本の医療制度の中では、仮にこのような訓練を積んだ医師であっても、保険診療として心理療法を医師自らが行うことは、事実上出来ない。

心理療法は通常週一回、一回五〇分の面接を毎週、場合によっては週二～四回行うことが原則である。先に述べたような意味で心理的な変容を成し遂げ、問題を本質から解決する、というような意味で行うなら、最も間隔を開けたとしても週一回が限度である。しかし、現在の保険医療では、精神科医の治療的な面接をする診察代（通院精神療法という）は五分以上三〇分未満で三千五百円、三〇分以上で三千六百円（クリニックの場合。二〇〇九年度時点）である。

つまり、精神科医自身が一人の患者さんに対して一回五〇分の面接を週一回で設定した場合、五〇分面接して、一〇分間休憩とカルテ整理などに当てたとしても、一日八時間働いて八人、十時間働いても一日十人しか診られない。実際に一回五〇分のセッションを一日で十回やれば、相当疲れるだろう。それでも一日三万六千円（実際には再診料などを入れると、五万円くらい）にしかならない。「一日五万円なら良いじゃないか」と思われるかもしれないが、医師自身の報酬だけでなく人件費や、賃貸でやっているならクリニックの家賃も払わなくてはならない。一日の総収入が五万円前後なら、明確には言えないが、東京で賃貸でやっているクリニックのほとんどはつぶれるだろう。

つぶれないためには一人一〇分で一時間に四～六人診れば、一時間で一万四千～二万一千円くらいになる。八時間で十二万～二十三万。これなら潰れない。

つまり、今の医療制度の下では精神科医自身が一人一回五〇分の治療的面接をすると潰れ、一〇分くらいの時間でたくさんの患者さんの診察をすれば潰れない、といった仕組みになっているのである。

―日常的な診療の中で、どう治療を続ければいいか―

このような状況の中でどのような治療をする（受ける）ことが、最も適切なのか。

くどいようだが、うつ状態の治療はある程度時間がかかる。その時点時点で適切と思われる医療を行ったとしても、結果としてすぐに良くならないことはある。

問題は「適切な医療を行っているのだけれど、結果として良くなっていない」のか、「不適切な治療なので良くならない」のか、ということが解りにくいことである。

―「セカンドオピニオン」―

うつ状態の治療は一般論として言えば、私が今まで述べてきたようなやり方で行われるのが通常であるが、現実にはその患者さん特有の病状、あるいは医師の判断によって、治療行為は影響を受ける。一般的にはこうするんだけど、この人の場合はこういう事情があって実際にはこうした、ということはよくある。

そのようなことは、実際に臨床でうつ状態の診療をしている医師でないと解らない。このように主治医以外の精神科医に、治療の経過、内容を相談し、治療が妥当なものであるか、意見を聞くこと（セカンドオピニオン）は有用なことが多い。

ただこのようなセカンドオピニオンは前述のように実際に治療をしている医師の意見ではないのでどうしても一般論にならざるを得ない。その点を承知した上で意見を聞くことが重要である。

―主治医（治療者）を変える―

良くならないから主治医を変える（別の医療機関にかかる）、何となく、あるいはどうしても主治医と「相性が合わない」から、別の医者にかかる。これもよく聞く話である。実際、内科や皮膚科など身体的な病気ではよくあることかもしれない。しかし精神科では、特に精神分析的な心理療法的治療を要する場合は特に、主治医を変えるのは好ましくない。

何年も通院して、長い治療関係があるのに突然「相性が悪い」とか、「生理的に受け付けない」とか言い出す人がいるが、普通の感覚で言えば妙な話だろう。治療を継続して受けることは本格的な心理療法に限らず、一般的な診療であっても大変な作業である。同じ医療者に治療を受け続けるということは患者さん自身の努力に加えて、その主治医の援助もあったはずである。

主治医も時には不適切な発言をしたり、結果として薬を飲んでも良くならない、ということはあるかもしれない。しかし、長い治療関係を保つということは、必ずしも症状が良くならなかったとしても、何かその患者さんにとってよい面があったはずである。

実際に主治医を変え、違う医療機関、精神科医に治療を受ける、という選択は、医療における患者の権利からみても当然認められていることである。しかしそれはちょっとやってみて良くならなかったら、どんどん医療機関を変えたほうがいい、ということではない。特にうつ状態の治療は前述のように症状の評価、治療効果を判定するのに時間がかかるから、このような点を理解して、疑問な点があれば主治医に相談し、その治療関係の中で問題を乗り越えていくことがより良い方法だろう。

現実に様々な理由から医療機関、主治医を変えるということはあるが、その場合でも可能なかぎり、元の主治医に紹介状（診療情報提供書）を書いてもらう方が良い。薬のアレルギーや副作用があった場合、それは紹介でなくても患者さん自身がそのことを知って、覚えておく必要があるが、それ以外にも効果がなかった薬剤や、治療経過などについて、情報を引き継ぐことによって以前の治療を次の治療に生かすことが出来るのである。

—主治医とうまくつきあうには—

薬物治療などは特にそうであるが、「こういう時はまずこうするべきで、それがうまくいかない場合はこうするべきだ」というような、現時点での医学的な推奨される方法が定められている。たとえば、抗うつ薬なら先に述べたような「まずＳＳＲＩを一種類使ってみて、だめだったら別のＳＳＲＩにする、あるいは三環系の抗うつ薬にする」などとされている。これを「アルゴリズム」というが、すべての医師がこのアルゴリズム通りに治療しているわけではない。治療しているわけではないが、現時点で標準的な治療が推奨されている場合はほとんどの医師は、それとそう違わない治療をしているはずである。

アルゴリズムで推奨されている治療があるということはそれなりに根拠があってのことなので、医療機関が変わっても薬の使い方自体にそう特別な差があるわけではない。

もちろん、「まずＳＳＲＩから使うべきだ」といっても、実際にどのＳＳＲＩから使うかは、医師によって、あるいは同じ医師でも時に違っていたりはするだろう。しかし、それでも医療機関によって全く違う治療をする、ということではない。

ある程度時間のかかる治療を可能なかぎり、意味あるものにするためには医師の能力はもちろん必要だが、それに加えて、「良い治療関係」を持つことが重要である。そのためには患者さんの側の協力は不可欠だ。

結局、「うつ病」の診療というものは、その症状の特質から、患者さんの、主に言語的な説明―調子が良くなったとか、変わらないとか、自分としては何に一番苦しんでいるのかとか―がなければ全く出来ないに近い。

良い治療関係を作るには、自分の状態や希望や疑問は何でも話せなければいけないし、医師の側はそれを聞く耳を持たなくてはいけない。本来、そのようなことはもっぱら医師の側の責任であるが、現実にはこれを実行することは医師の側にとっても簡単なことではない。

先に述べたような時間的制約の中で診療をしなくてはならない事情が医師の側にはあり、患者さんの方で言いたいことが言えないと、何となく（それで調子が良いのなら悪いことではないが）「じゃあ、また同じ薬を飲んで様子を見ましょう」ということになりがちである。

セカンドオピニオンをしていて非常に良く聞く訴えがこの種の不安、不満である。

「主治医が話を聞いてくれない」「数分の診療で終わってしまう」「調子が悪いのに同じ薬を続けて様子を見ているだけ」など。

私も患者さんからこういうふうに思われているのではないか、などと不安に思うことがよくある。診る立場からすると、患者さんの予約がぎっしり入っていたりすると、当然全員診なくてはいけないから、そうなりがちになる。

ただ本当にそうなら、患者さんにとってはもちろん、医師の側にとっても、短い時間を有効に使うことが必要だろう。長い時間診ることが目的なのではない。良くなることが目的なのだから。

患者さんの側からみれば「時間が短い」ことが問題なのではなく、「時間がないからちゃんと診られない」では困るのである。これもまた基本的には医師の側の問題ではあるが、患者さんの協力によって相当の部分は解決できるのである。

まず、上記のような疑問や不満があれば、それを医師に伝えて欲しい。そこで「時間がないから答えられない」では、医師の能力に問題があると言わざるを得ない。

効率よく伝えるために患者さん（や家族）が症状や一週間の様子などをメモのようなも

のにして渡してくれることがあるが、これは基本的にはありがたいことである。ただそのようなメモとか家族の存在が、患者さんと主治医との心理療法的な関係を阻む場合も時にはある（そのような場合は、当然医師の方からその旨伝えるだろうが）。メモ等の存在で治療的な関係が、上滑りしてしまうというか、「対話的」でなくなることも、たまにはあるのである。

しかし、そういう場合は医師がそう伝えて、より良い方法を考えればいいわけで、患者さんの側から遠慮して思っていることを言わないことがもっとも治療の障壁となることは言えると思う。

―保険診療は薬の調節だけではない―

本格的な週一回五〇分の心理療法が出来ないからといって、心理療法的な治療が全く出来ないわけではない。五分でも一〇分でも通常の外来診療の中で心理療法的な面接は出来る。

認知療法的な関わりをするのであれば、日々の生活の中で、患者さんがどのような場面で、どのように感じ、考え、どのように行動したか、日々の生活を日記のような形で記載し、それを持ってきて面接場面で医師とともに患者さんのパターンを理解し、違った考え、行動はないか検討してみることは出来る。

精神分析的な関わりであっても、分析的解釈そのものは分析的な設定の中で、具体的には一回五〇分の中で、もっぱら患者さんが自由連想―治療者の質問に答える、という形でなく、多くの場合は寝椅子に治療者が見えない形で横になり、自分の心に浮かんだことを出来るだけそのまま話す―というような中で行われなければ、治療的な意味合いは薄れることは否めないが、患者さんの考えや行動の中に潜在的にある精神的な意味での発達上の問題や傷つき、人格形成の上で影響したことなどを短い診療時間の中で、考えることは可能である。ただ、このような心理療法的な介入は短時間でやる場合には治療する側がそれなりにトレーニングを積んでいないと難しい。そこは医師の技量の問題である。

また、上記のような心理療法的介入ではなくても、生活上規則正しい生活をするにはどうしたらいいか、よく眠れるためにはどんな工夫があるかなど、一般的な医療相談も当然治療に含まれるし、大事なことである。

最も重要なのは、治療上どうすればいいか、疑問や不安に思ったら患者さんの側から主治医に何でも聞いてみることである。

おわりに

おわりに

今まで、何故「うつ病」は増え、また治りにくいとされるようになったのか、そのような事態に対してどうすればいいのか、を述べてきた。

今まで述べてきたことは私が日常的にクリニックや病院の外来で、うつ病といわれる人達を診療する際、非常によく質問されることであり、いつも私が答えているそのままを、ここでも述べてきたつもりである。

ここから先はまとめとして、私個人の意見を述べて終わりとしたい。これから述べることとは今までに述べてきたような「ほとんど世界中の精神科医が持っている共通の医学的認識」（と私が思っている）として、認められたものではないから、その点はご了承いただきたい。

「はじめに」で述べたように、人はやる気をなくしたり、悲しくなったりする。そのこと自体は病気ではなく、むしろ人間存在の必然的現象だろう。うつ病と言われる事態は、本来的なうつ病であれ、そうでないうつ状態であれ、そのような「自然な人間としての気分の落ち込み、悲しみ、無気力」と同じものではないだろう。

ただ、違うとすれば、どう違うのだろうか。今まで述べてきたように精神医学がある意味「(診断的)混乱」を来しているとすれば、それは(それだけが原因ではないが)精神現象というものが、明らかに「健康」「病的」と規定しにくいことにも関係しているところは大きい。

いつも正しいとは言わないが、私はあらゆる物事、出来事はその物事が成り立っている、ある出来事が起こっている、その「本質」から考えることが重要だと思っている。

人が「うつ病」という病にかかるということ、「うつ状態」という症状を呈すること、あるいは人は場合によっては「抑うつ的」となること、これらの出来事の本質とは何だろうか。

―生の本質を考える―

言い方を変えれば、人は何故「うつ病」になるのだろう。それは既に述べたように病気の原因論という意味では「原因不明」である。私はそういう意味で「何故」と問うているのではない。何故、というよりは、「どう、うつ病になるのだろう」の方が近いのかもしれない。

もっと言えば、人が病気になるということはどういう意味があるのだろうか?

私はそれを考えることが、大事だと思っている。

人が病気になるのは「生きている」からである。生きている限り、人は死ぬまでは、いろいろな病気にかかる。死んだらもう病気にはならない。

では、「生きている」とはどういうことだろうか。

それは「まだ死んでいない」ということである。冗談で言っているのではない。人間、というか「生物」は、死んで初めて安定した状態になる。

—**生物学的な生**—

生物学的に言えば、「生きている」とは、自分自身を「再生産」して、生きている状態を保てる状態、ということになり、また生命は、自身以外の生命をも「再生産」する。病気になる、ということはその自分自身と自分以外の新たな生命を再生産していく上で困難な状況になることをいう。

そのような意味では、生きている状態とは、死ぬまで「不安定」な状態である。

—**実存的な生**—

ソクラテスは「哲学とは死の演習である」と述べたとされている。それによれば、哲学とは「死」を考えることである。死があって、初めて「生」は意味を持つ。

またハイデッガー[3)]は「死は誰にでも確実に訪れる潜在的な可能性である。しかし、人間はそれがいつ来るか解らないという理由をもって意識からそれを遠ざける」と述べている（存在と時間）。

このような態度は、健康な人間にとってはある意味自然な考え方であろう。

―人はいつも臨死である―

私は自分のクリニック以外の病院で仕事をすることがあるが、この時、「ターミナルステージ」といわれる死が間近に迫った患者さんを診ることがよくある。

ターミナルステージであるという診断、告知はそのような日常から潜在的ではあるがあらかじめ確実に措定されていたはずであった「死」への覚醒によって規定されるものであろう。それは「いつ死ぬかは解らない」という日常から、本来避けがたい我々の生の、人生の根本的な問いかけに引き戻されるということに他ならない。

しかし、よく考えてみれば、我々はターミナルステージと診断されていなくても、本当はいつも「臨死」なのである。明日、飛行機が落ちて死ぬかもしれない。落ちる可能性が低いだけで、「絶対落ちない」わけではない。

ましてや病気に関しては、明日は病気にならないかもしれないが、いつかは必ず、何かの病気になる。死ぬまでは潜在的にこのような状態が続くのである。

―幻想としての死―

先に述べたように、うつ病、うつ状態は、「自殺」の大きな原因となる。しかし、本来的なうつ病であれ、他のうつ状態であれ、うつ状態の中で考えられる「死」、あるいは「死にたいと思うこと」（希死念慮）は、幻想の死である。

もちろん、生きている人は誰も「死」を実践することは出来ないから、そういう意味では生者が考える死は、すべて「幻想の死」ではある。

幻想の死というのは、「この苦しみに満ちた、意味のない、生の終焉」としての死である。ソクラテスの言う「死」とは、「生の本当の意味をもたらす前提としてある、生のために絶対必要な存在」としての「死」である。

死を考えて生きなければ、誰も本当に生きることの意味を知ることは出来ない。そういう意味で、ソクラテスは「哲学とは死の演習」と言ったのである。

いつも死ぬことを見据えて生きる。そのことがうつ病に限らず、あらゆる病気に対する心構えとしては大事だと思う。

自分の悩みや苦しみ、つらさをいつも「必ず死ぬ存在である自分」と結びつけて考えることが必要だと思う。

―日本人の死生観を支えるもの―

私は、人格神としてはどのような宗教も信じていないが、日本人の死生観に最も大きな影響を与えているのは仏教的な世界観であると思うし、また、それは基本的には（私を含めた）日本人に合っていると思う。

仏教的な世界観とは言ってもこれもまた様々であるし、私はそういう意味では素人なので、ご容赦いただきたいが、私の理解している範囲で言えば、私が日本人にとって重要だと考えている仏教的な世界観とは、「この世で起こる一切の出来事は苦しみである」ということと、「この世のすべては全一であり、様々な目に見える出来事は幻である」という考え（仏教的には考えとは言わないかもしれないが）である。

宗派による違いはあれ、仏教的な世界観では、上記のような考えは非常に重要視されていることは間違いないと思われる。

「この世で起こる一切の出来事は苦しみである」というのは、病気になったり、大切な人を失ったり、という嫌なことだけではなく、社会的、経済的に大成功するとか、本当に愛する人と揺るぎない関係性を持つとか、楽しいこと、うれしいこと、幸せなこと全部が「苦しみ」だということである。

うれしかったり、悲しかったり、怒ったり、楽しかったり、これら人間の感情をもたらしているものは、人間の欲望である。より楽しく生きたい、幸せでありたい、そうでなければ何故自分はこんなに苦しむのか、何故自分だけがつらいのか。それは人間が欲望（煩悩）という幻想にとらわれているからである。

であるから、仏教的な達成とは「煩悩からの解脱」である。煩悩にとらわれているという意味で言えば、愛する人と結ばれる喜びと、愛する人と別れる悲しみは「同じ」である。子供を持つ幸せと、子供と別れる苦しさは「同じ」である。

楽しいこと、幸せなこと、良いことのみを求めれば、求めるほど、幸せであればあるほど、悲しみは強くなる。喜んだり、悲しんだりすることがいけないと言っているのではない。そのようなある種の「弱さ」こそ、人間的であるとも言える。

ただそのような煩悩がある以上、人間は苦しみから真に逃れることは出来ない。

「この世の一切は幻である」ということも、背景なしに聞くと、「この世には本当に存在するものは何もない」というようなニヒリスティックな印象を与えるが、仏教的な世界観で言えばそうではない。

この世の中には何もないのではなく、この世の中のすべてのものは、一つのものの様々な一部分に過ぎないということである。

仏教では、そのような一つのものを「全一」というが、生きることも死ぬことも、一つのもののある部分的な揺れのようなものであり、全体から見れば同じものが、同じように（永遠に）ある、ということである。

人が生まれ、病気になり、老い、死んでいくのも、すべて一つのものの、ある局面における別の姿であり、あなたと私も、人間と地球も、グラスとひまわりも、この世の中にある一切のものは、（永遠に存在する）一つのもののある様相にすぎない。

このような世界観では、形があるように思われる一切のものは幻である。そして、その幻にとらえられてしまう人間は煩悩に縛られているのである。

そして、このような世界観からみれば、「人間は死ぬことはない」ということになる。何故なら「生まれていないから」である。

私もこのような幻の中では、弱い一個の生命現象にすぎない。私も自分自身の欲望から完全に、というか全くというべきか、逃れることが出来ない。

ヒポクラテスは「人生は短く、医術は果てしない」と言ったとされているが、確かに臨床現場の悩み、苦しみをどうすればいいのか、ということに関して、答えのない問いを考え続けることは果てしがない。

しかし、どんなに苦しい局面でも、右記のような立場から死を見据えた生を考えることはうつ病、うつ状態の臨床に役立つものと信じている。

今まで述べてきたことが少しでも役に立てば幸いである。

引用文献

1　三木　清「人生ノート」新潮文庫　新潮社　P7．1954
2　笠原　嘉「診断学総論　異常心理学講座8（土居健郎、笠原　嘉ほか編）」みすず書房　東京6－8．1990
3　マルティン・ハイデッガー「存在と時間　下」ちくま学芸文庫　筑摩書房　東京P70．1994

著者略歴

富澤　治（とみざわおさむ）

1987年佐賀医科大学卒業。同年東京医科大学精神医学教室入局。
1996年医学博士。
2000年東京医科大学講師。
2004年とみさわクリニック開設。
日本芸術療法学会理事。
著書に「Arts Medicine」（MMB Music）、
「芸術療法２実践編」（岩崎学術出版社）
「精神科ポケット辞典」（弘文堂）など。

「治るうつ病」と「治らないうつ病」

2010年 5月27日　初版第1刷発行
2015年11月25日　初版第2刷発行

著者　富澤　治
発行者　大参正行
発行所　有限会社エム・シー・ミューズ
〒113-0033
東京都文京区本郷2-17-13
TEL:03-3812-0383
印刷・製本　モリモト印刷株式会社
装丁　宮下純之

ISBN978-4-904110-03-4

定価はカバーに表示してあります。
落丁本、乱丁本はお取替えいたします。